図解だからわかる

福島県立医科大学元理事長兼学長
菊地臣一

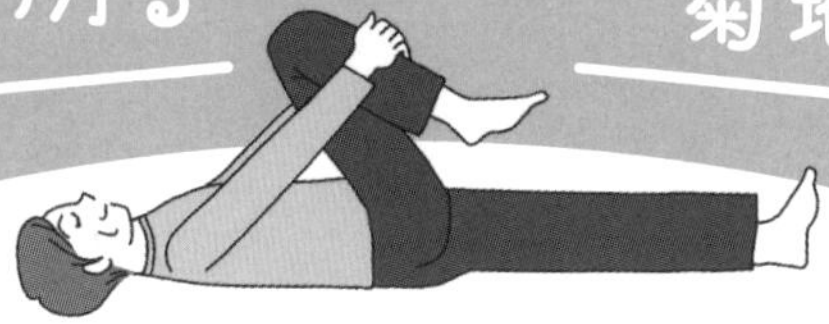

脊柱管狭窄症の本

興陽館

はじめに

腰や足のしびれや痛みどうすればいい？

「脊柱管狭窄症」は腰痛の大きな原因の一つです。

腰や足が痛かったり、しびれがあってつらくてたまらない。

歩いているとふくらはぎがしびれて歩けなくなる。立っているだけで足腰が痛くてしゃがみこんでしまう。このような腰や足のしびれ・痛みのつらい症状に悩んでいる人が急増しています。実はこれらの症状は「脊柱管狭窄症」だと考えられます。

脊柱管狭窄症とは、腰椎（背骨の腰の部分）の内部を縦に通る脊柱管というトンネルがなんらかの原因で狭くなる結果、その中を通る神経が圧迫されて足腰に痛みやしびれがあらわれる病態のことをいいます。神経が圧迫された状態が長時間にわたって続くと炎症が生じて、腰痛や下肢のしびれ、坐骨神経痛などの症状が現れます。進行すれば、強いしびれやマヒの症状がでて、こまぎれにしか歩けなくなります（これを間欠跛行といいます）。

そして、脊柱管狭窄症の患者は年々増加しています。腰部脊柱管狭窄の推定患者数は約３５０万人に上がると報告されています。60歳代では20人に１人、70歳代では10人に１人に発症しています。最近の調査では、70歳以上の２人に１人が脊柱管狭窄になる可能性があるといわれています。すでに足腰になんらかの異変が現れている人はもちろん、中高年になれば誰もが脊柱管狭窄症の予備軍です。

本書では、こうした脊柱管狭窄症のしくみと症状について詳しく説明するのと同時に、どのような治療法、改善策がベストなのかについて説明しました。じつは診断基準も医師によって異なり、すべての人が納得するエビデンス（科学的根拠）の高い、決めてとなる治療方法もまだ見つかっていないのが実情です。それでもわたしたちは手をこまねいているわけではありません。そのときどきの状況に応じて、担当医師に相談しながらいちばんよい治療方法を選んでいけばよいかと思います。

脊柱管狭窄症とはなにか、から、脊柱管狭窄症の病院の選び方、診断方法、それぞれの治療方法、手術方法、脊柱管狭窄症によい運動や姿勢まで本書では解説しました。

ぜひ本書で「脊柱管狭窄症とはなにか」を理解していただき、「脊柱管狭窄症はどうすればよくなるのか」について理解していただければと思います。

よい姿勢でいることが大切です。

よい運動や姿勢をを本書では紹介しています。

立っているときの
よい姿勢

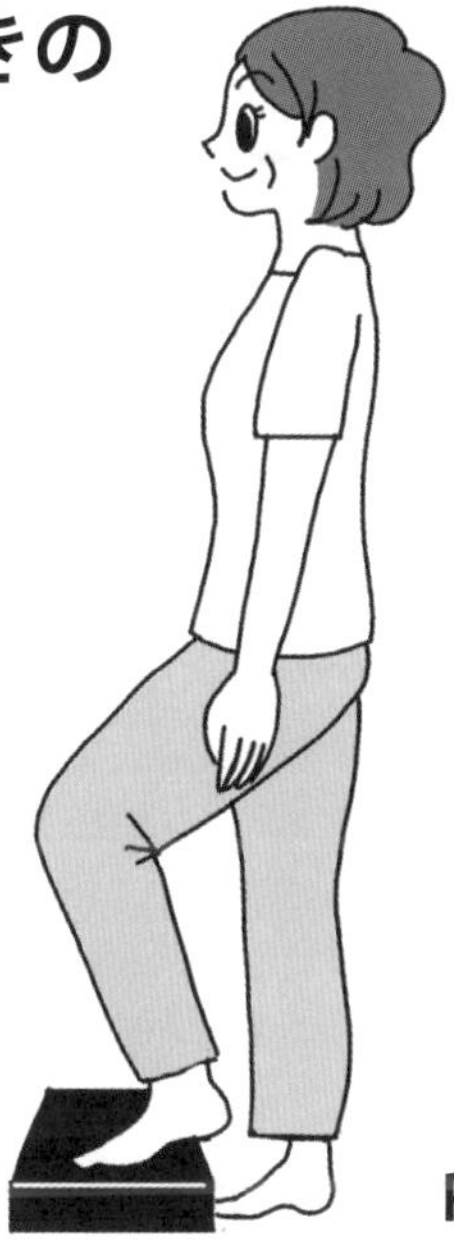

P68

P68

P68

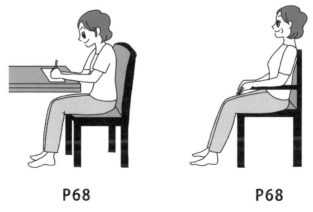

座っているときのよい姿勢

脊柱管狭窄症の50の質問

『図解だからわかる　脊柱管狭窄症の本』目次

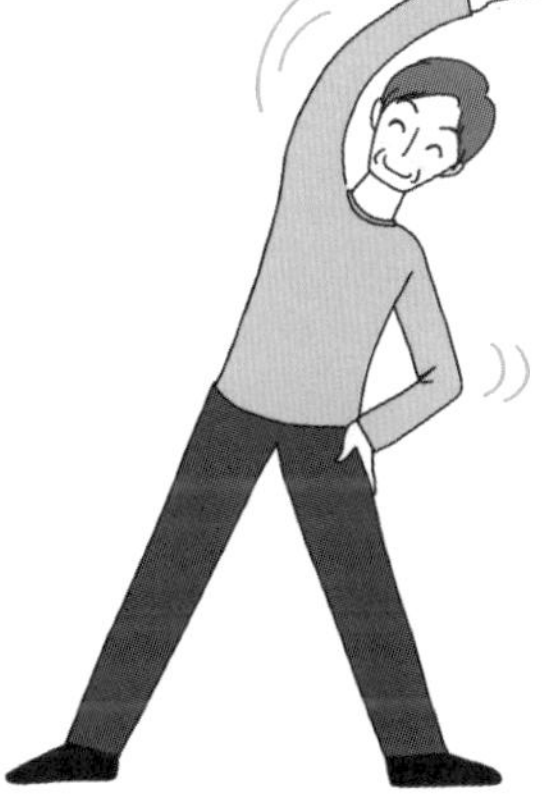

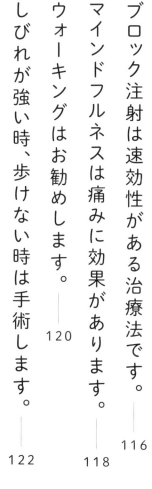

脊柱管狭窄症は症状です。

　ここでは、同じ症状を起こす様々な疾患の総称ということで腰部脊柱管狭窄（症）という名称を使います。

脊柱管狭窄症とはなにか

厳密に言うと一つの病気ではありません。少し詳しくお話しします。

　まず、腰部脊柱管狭窄（症）という名称の症に注目してみます。

「症」のつく診断名は、骨肉腫や心筋梗塞という疾患名とは明らかに異なっています。

　一般的には、「症」というのは疾患を連想させます。

　しかし、語源からいって疾患名とするには曖昧さが残るため、腰部脊柱管狭窄（症）という名称を使う場合には、疾患として使っているのか、症候群または疾患の集合体として使っているのかを明らかにする必要があります。

　腰部脊柱管狭窄（症）とは、腰部脊柱管が先天性または発育性に狭小であったり、後天性に狭小化して馬尾《ばび》や神経根が圧迫され、下肢の痛みなど様々な下肢症状や排尿・排便障害、或いは会陰部《えいんぶ》症状を起こす疾患群の総称です。

　つまり、腰部脊柱管狭窄（症）には様々な疾患が含まれています。

　変形性腰椎症、腰椎すべり症、腰椎分離すべり症、腰椎変性側弯症などの疾患が、神経性間欠跛《かんけつは》行《こう》を始め下肢に症状を起こす場合に脊柱管狭窄（症）という名称でまとめられています。

　臨床の現場では、変形性腰椎症でも下肢に症状があれば脊柱管狭窄（症）で、原因疾患は変形性腰椎症と記載されます。腰痛だけで下肢に疼痛などの症状が無い場合には変形性腰椎症という診断になります。

例えば、腰部脊柱管狭窄（症）という疾患名のなかに変形性腰椎症という疾患名が入っていると、疾患のなかに疾患があるという二重の疾患名になってしまいます。これが患者さんを混乱させる原因になっています。

したがって、この場合には変形性腰椎症という疾患が原因で、腰部脊柱管狭窄（症）としてまとめられます。

このような診断名の混乱は、今までが単純Ｘ線写真の形からみた所見によって確立されてきたという経緯があるからです。

すべり症、分離症、変形性脊椎症といった名称が典型的です。今後、見直しが進められていくと思います。

腰部脊柱管狭窄（症）では、腰椎（背骨の腰の部分）の内部を縦に通っている脊柱管というトンネルが様々な原因で狭くなる結果、その中を通る馬尾《ばび》や神経根といった神経組織が圧迫され、下肢に痛みやしびれが現れます。

神経が圧迫された状態が長期間にわたってくり返されると、神経への栄養をつかさどる脊髄液の流れが滞って栄養が十分に供給されなくなります。それに加えて神経に炎症が生じます。

また、神経には血管が通っているので、神経の圧迫された状態が続くと血流も滞り、神経に十分な酸素や栄養が届かなくなります。脊髄液と血流による栄養が十分に届かない状態が続くと、神経の働きが著しく低下し、下肢の痛みやしびれ、マヒや間欠跛行などが起こります。

脊柱管狭窄（症）では、圧迫されている神経によって症状が異なります。

馬尾（Q5を参照）という末梢神経の束が圧迫されると排尿・排便障害が起こることもあります。この場合には早期に手術が検討されます。

脊柱管狭窄症は年をとるほど増えます。

女性に多い症状！

調査によれば腰部脊柱管狭窄症の頻度を診断用質問表により調査してみると、どの調査でも腰部脊柱管狭窄症は年齢とともに高頻度になります。

性別では女性に多くみられます。

そして、腰部脊柱管狭窄症は、歩行に支障が出るだけでなく、その人の心を含めた健康や生活に深刻な影響を及ぼしてしまいます。最近の研究では、寿命や認知機能を含め健康と深く関わっていることがわかってきています。

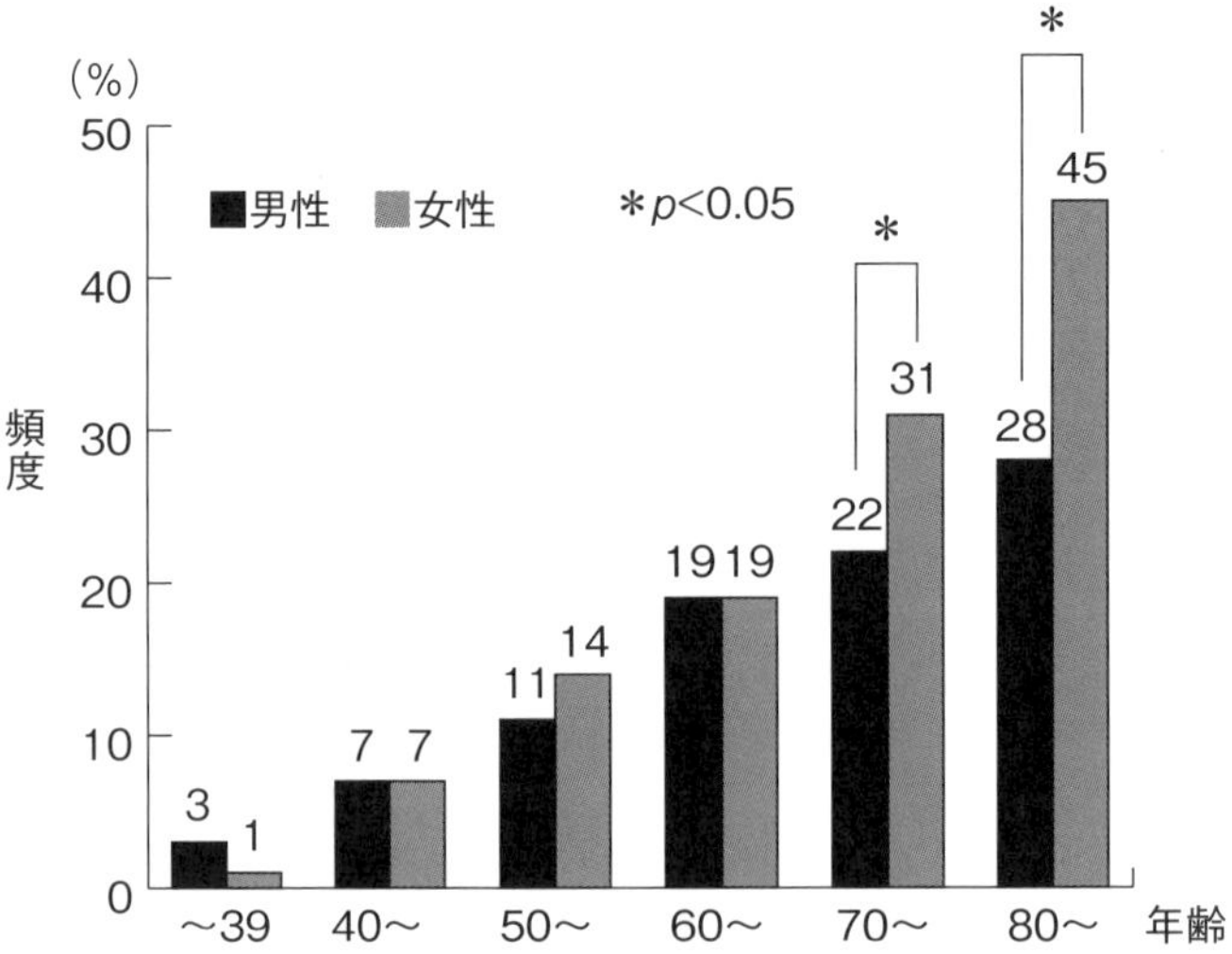

女性と男性の脊柱管狭窄症の年齢と増え方
（大谷晃司、他：臨整外４３　図３より転載）

つらい症状があらわれる

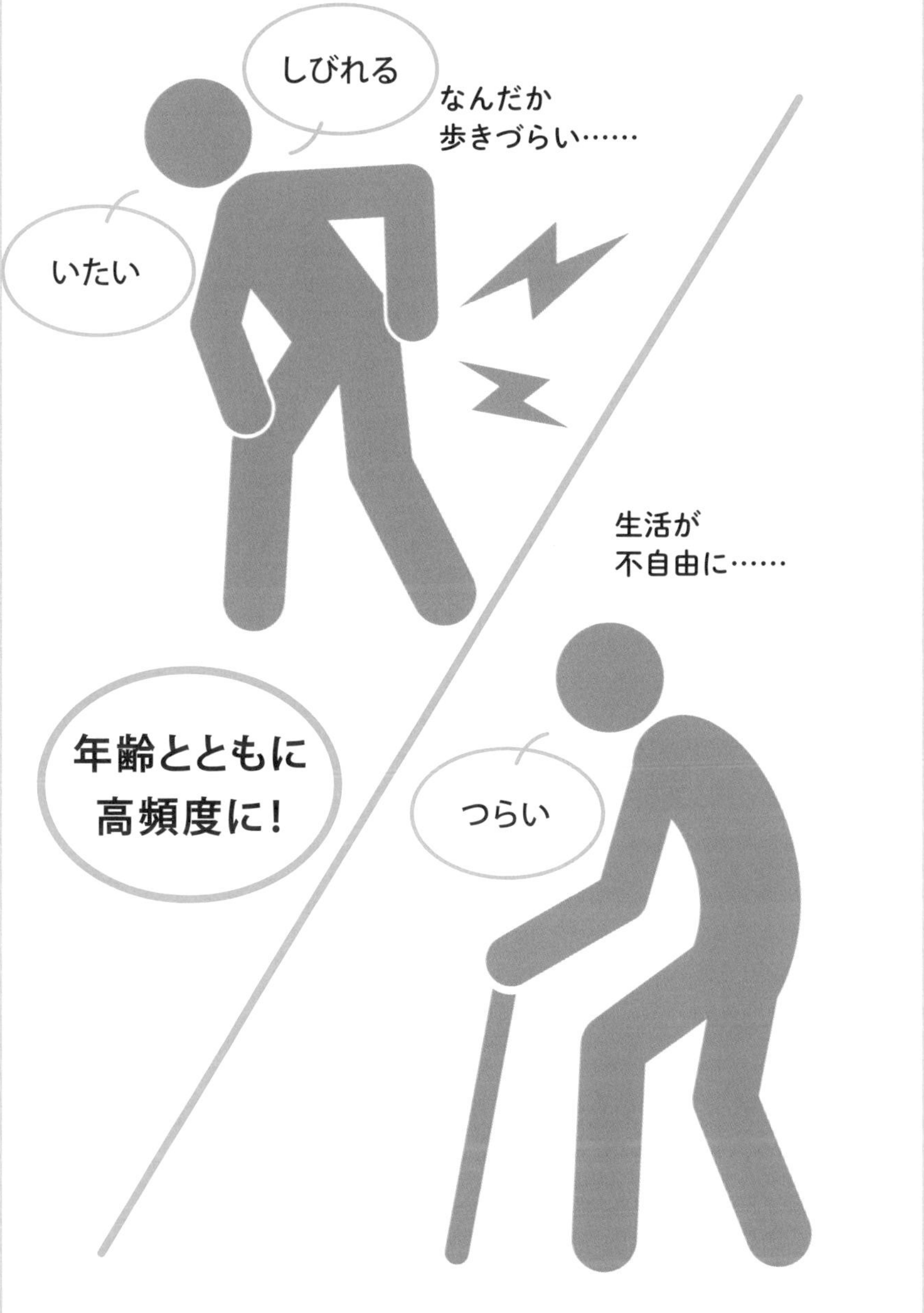
しびれる
なんだか
歩きづらい……
いたい
生活が
不自由に……
年齢とともに
高頻度に！
つらい

Q 3 脊柱管はどうして狭くなるのですか？

脊柱管狭窄症は組織の変化で起こります。

なぜ起こるのか

脊柱管の狭窄は、腰椎を構成している椎骨や椎間板（椎骨と椎骨をつなぐ軟骨組織）、靭帯（骨と骨をつなぐ線維組織）などの組織の変性が複雑に絡み合うことで起こります。

具体的には、主に次のような要因が考えられます。

●椎骨の変形

椎間板の上と下にある椎体に、骨棘というトゲのような出っぱりが生じ、それが脊柱管や椎間孔（脊髄から枝分かれして硬膜から分枝した神経根の出口）にせり出して神経を圧迫します。

●椎間板の変性膨隆

椎間板が潰れたり後ろに膨らんだりした結果、脊柱管や椎間孔が狭くなり、神経が圧迫されます。

●椎間関節の変性

椎骨の後部にある椎間関節が傷んで脊柱管や椎間孔が狭くなり、神経が圧迫されます。

●靭帯の肥厚

椎骨どうしを縦につなぐ後縦靭帯（椎体の後方にある靭帯）や黄色靭帯（椎弓と椎弓を上下に橋渡ししている靭帯）が厚くなった結果、脊柱管や椎間孔が狭くなり神経が圧迫されます。

これらの要素が重なって症状を起こしているのが変形性腰椎症で、最も多い原因疾患です。

そのほかに、脊椎（背骨）の配列がゆがむことによって脊柱管を狭くしている場合もあります。代表的な疾患として以下の2つがあります。

●腰椎（変性・分離）すべり症

椎骨どうしが前後にずれることで脊柱管や椎間孔が狭くなり、神経が圧迫されます。

変性すべり症は40歳以上の女性に多く見られ、馬尾症状（Q16を参照）を起こすことが多いです。分離すべり症は比較的若い人に多く、下肢の痛みを起こします。

●変性側弯症

脊椎が左右に曲がったりねじれたりした結果、脊柱管や椎間孔が狭くなり、神経が圧迫される。

脊柱管の狭窄は、主にこのような要因で起こると考えられます。

ただし、それぞれが一つではなく、複数の要因が併発している場合がほとんどです。

複数のことで起こります。

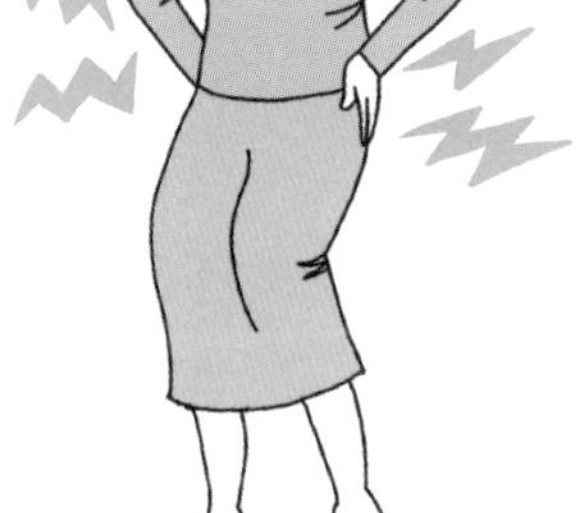

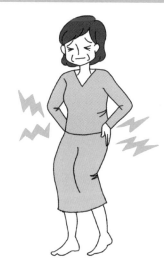

Q 4 脊柱管狭窄症が増えたのはなぜですか？

増加したのは高齢者が増えたからです。

約３５０万人の患者がいる

日本整形外科学会の調査によれば、脊柱管狭窄症の国内の患者数は**約３５０万人**と推定されています。

60歳代では20人に１人、70歳代では10人に１人が脊柱管狭窄症を発症し、**50歳以上の腰痛や下肢の症状**（痛み・しびれなど）**の最大原因と考えられています。**

このように、脊柱管狭窄症の患者数が年々増加している最大の理由は、**日本人の高齢化が急速に進んでいるため**です。

脊柱管は加齢とともに狭くなるので、年をとるほど症状が現れやすくなるのです。

そのほか、ＭＲＩ（磁気共鳴断層撮影）検査が普及して脊柱管の狭窄が発見しやすくなったことも一因です。

さらには、診療ガイドラインや診断サポートツールが策定されたため専門領域でない医師も診断がしやすくなったことが挙げられます。

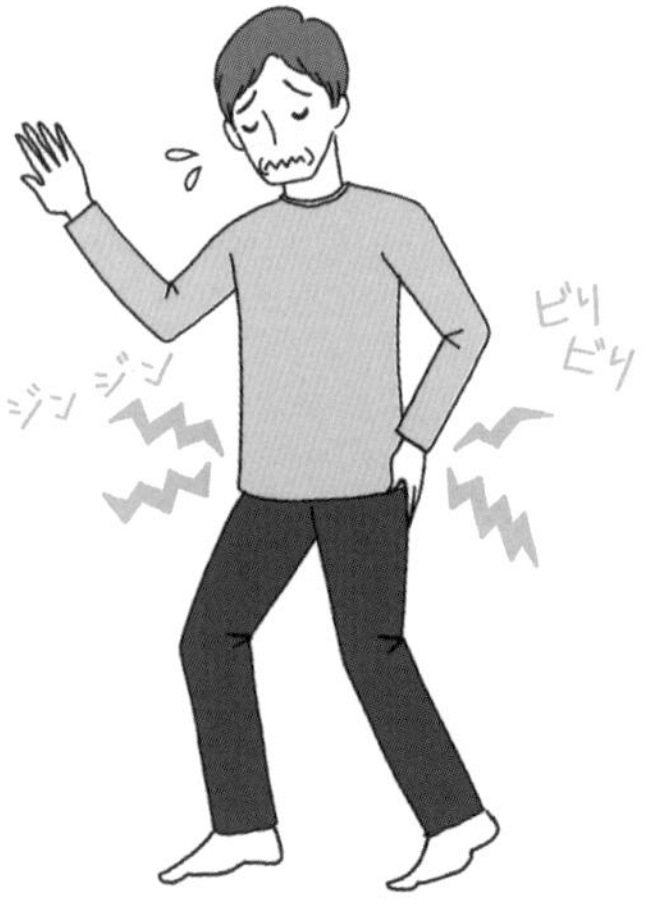

こんな症状があれば脊柱管狭窄症

腰部脊柱管狭窄診断サポートツール（日本脊椎脊髄病学会）

当てはまる項目をチェックし、チェックした（　）内の数字の合計点を求めてください。

ただしアンダーラインの項目の数字は点数がマイナスですのでご注意ください。

病歴			
	年齢	□60歳未満（0）	
		□60歳～70歳（1）	
		□71歳以上（2）	
	糖尿病の既往	□あり（0）	□なし（1）
問診			
	間欠跛行	□あり（3）	□なし（0）
	立位で下肢症状が悪化	□あり（2）	□なし（0）
	前屈で下肢症状が軽快	□あり（3）	□なし（0）
身体所見			
	前屈による下肢症状出現	□あり（-1）	□なし（0）
	後屈による下肢症状出現	□あり（1）	□なし（0）
	ABI*0.9	□以上（3）	□未満（0）
	ATR**低下・消失	□あり（1）	□正常（0）
	SLR***テスト	□陽性（-2）	□陰性（0）
	合計　　　点		

7点以上の場合は腰部脊柱管狭窄である可能性が高いといえます。
専門医の診断を受けてください。

Q 5

脊柱管狭窄症には、いくつタイプがありますか？

脊柱管狭窄症には3つのタイプがあります。

馬尾型、神経根型、混合型

腰部脊柱管狭窄症は、圧迫されている神経によって3型に分類されます。

下肢、臀部や会陰部の異常感覚（しびれ、灼熱感など）、下肢脱力感、排尿・排便障害、男性では陰茎勃起を特徴とし、多根性障害を示すのが馬尾型です。痛みを訴えないことが特徴です。症状は両側性です。もう一つは下肢や臀部の疼痛を主訴として単一神経根由来の症状を示す神経根型です。

片側性の患者さんが両側性の患者よりも多くみられます。最後に、両者の合併症状を起こす混合型です。馬尾症状は両側性ですが、神経根の症状は片側、両側と患者さんにより異なります。

馬尾型タイプ

下肢・お尻・会陰部の異常
（しびれ、違和感など）

神経根型タイプ

下肢・お尻の疼痛（痛みが強いなど）

混合型タイプ

馬尾型と神経根の両方の症状が出る

圧迫された神経により
3つのタイプにわかれます。

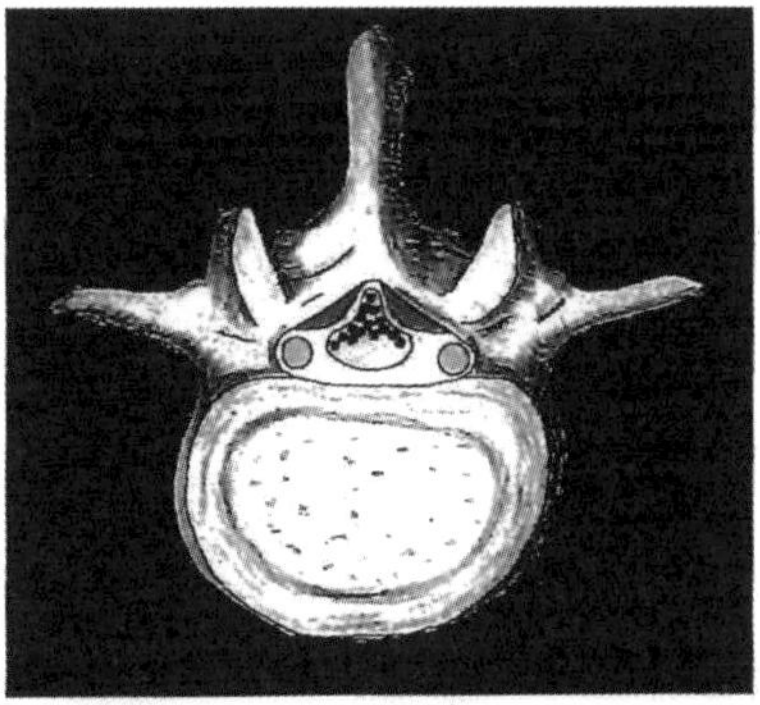

1：馬尾型

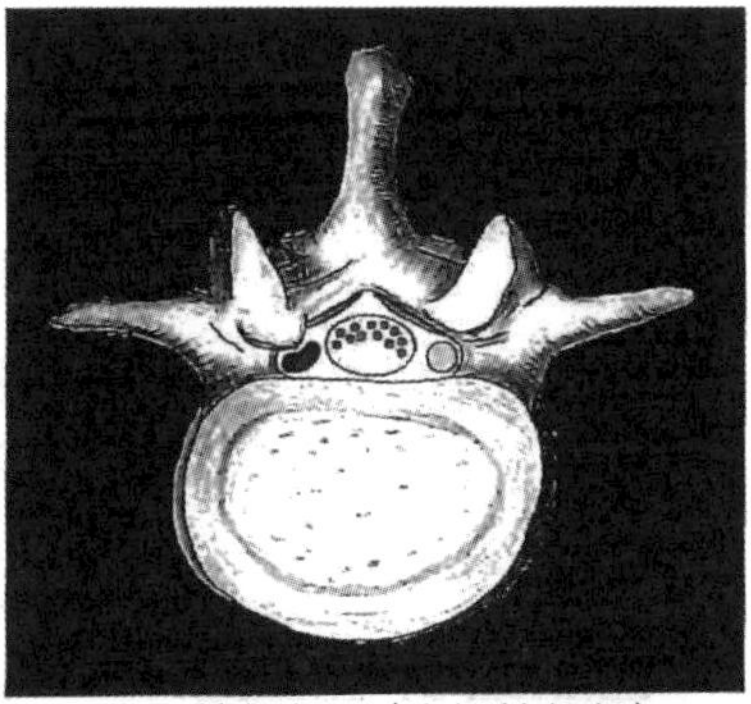

2：神経根型（片側神経根）

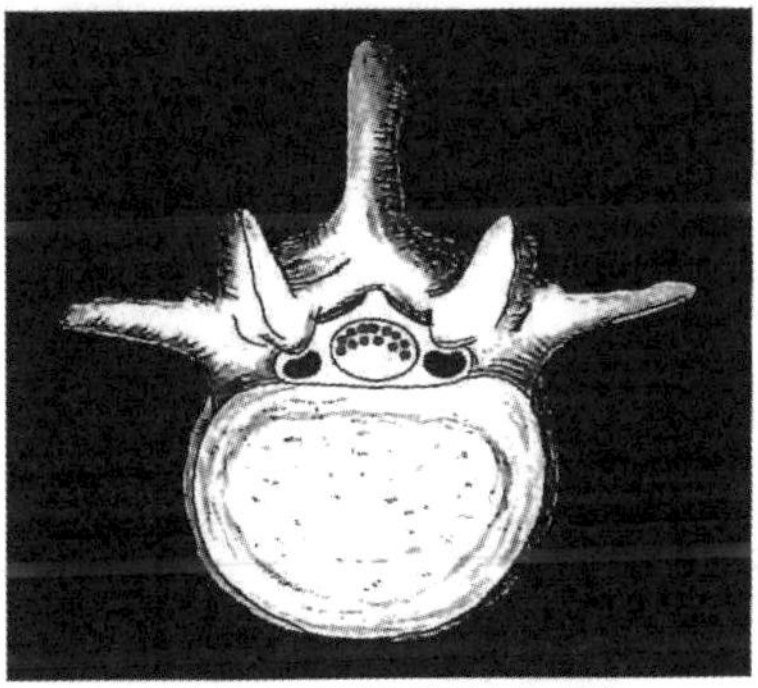

2：神経根型（両側神経根）

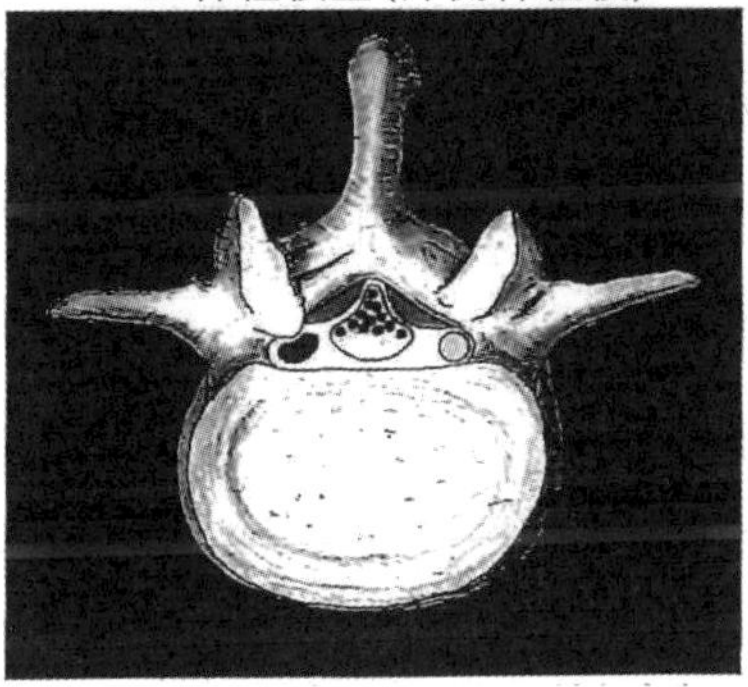

3：混合型（馬尾＋片側神経根）

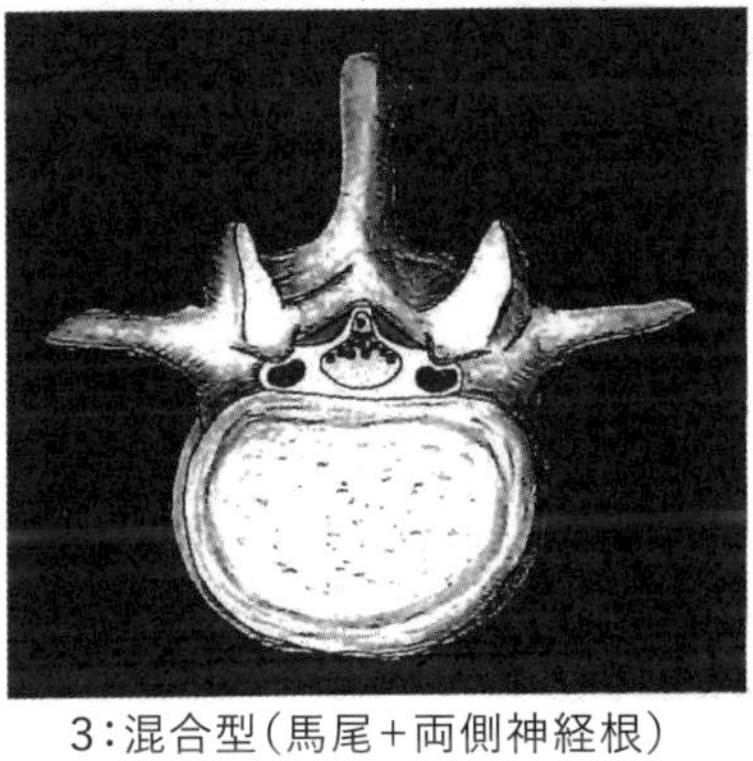

3：混合型（馬尾＋両側神経根）

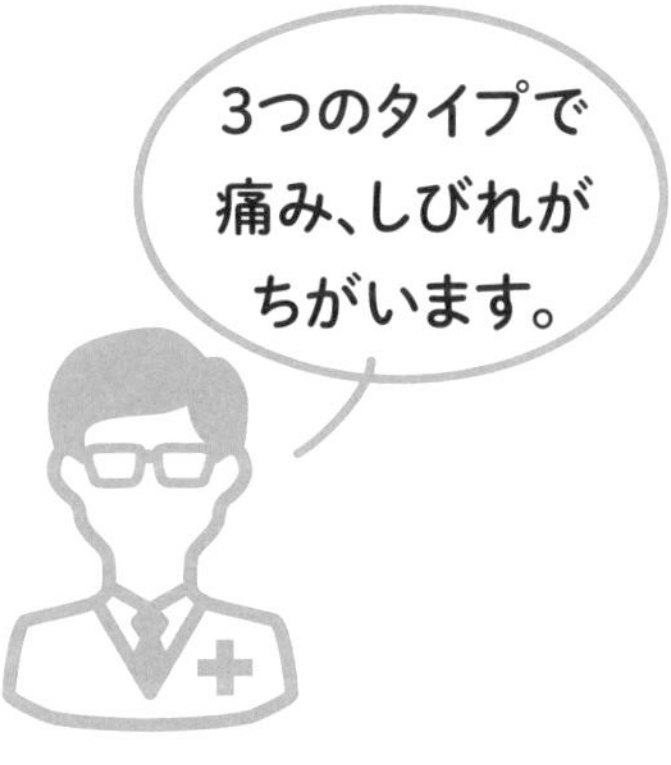

Q6 脊柱管狭窄症の進行を防ぐにはどうすればいいですか？

腰に負担をかけてはいけません。

長い時間、イスに座らない

狭い脊柱管に症状が現れるには、もともと脊柱管が狭いということが関与しています。

したがって、もともと脊柱管が狭い人が、生活や仕事のなかで腰に負担がかかり、その結果、椎間関節や椎間板の変性が進み、脊柱管が一層狭くなります。

それに加えて、心理的、社会的なストレスも加わり、脊柱管狭窄症に伴う神経性間欠跛行を始めとした症状が現れます。

進行を防ぐことができるかどうかという点に関しては現時点では明確なエビデンスはありません。

ただ、腰に負担をかけないということは進行防止に役立つと思います。

腰に負担をかける姿勢や動作、例えば、長時間イスに座っていること、あるいは車の運転、さらには腰を曲げたり伸ばしたりの動作を繰り返すことは、結果として腰の椎間関節や椎間板のみならず腰の筋肉にも負担をかけてしまいます。

その結果、脊柱管はより狭くなるので、腰に負担がかからないような姿勢や動作を学んで、負担を避けることが進行を防ぐことに繋がります（Q24参照）。

また、職場や家庭での悩みを上手に処理することも進行を防ぐという点では大切です。

これはダメ！

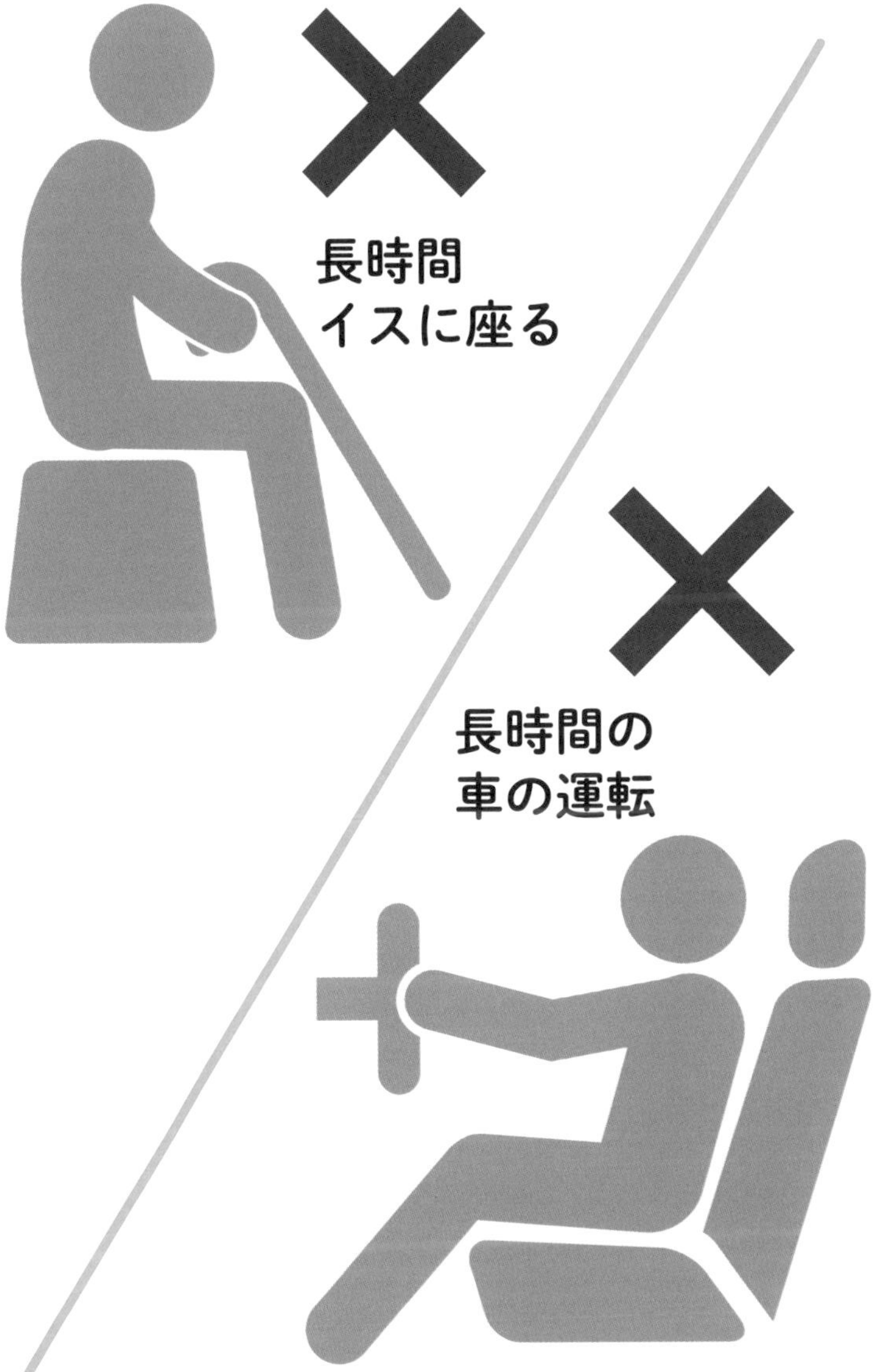

タイプ別に治療方法があります。

手術は必要なのか

Q5で述べたように、脊柱管狭窄症は症状と所見から3型に分類されます。

すなわち、馬尾型、神経根型、そして混合型です。

神経障害型式により自然経過は異なります。神経根型は、6割近くが自然にあるいは保存療法によって良くなることが知られています。

一方、馬尾型では、下肢や会陰部のしびれ、排尿・排便障害、あるいは脱力感といった症状は時間とともに軽快することはありません。

したがって、神経根型は、まず保存療法で様子をみることが第一選択です。

これに対して、馬尾型は時間の経過とともに良くなるということはありません。

したがって、積極的な保存治療を行い、症状が高度であったり、悪化した場合は手術も考慮に入れる必要があります。

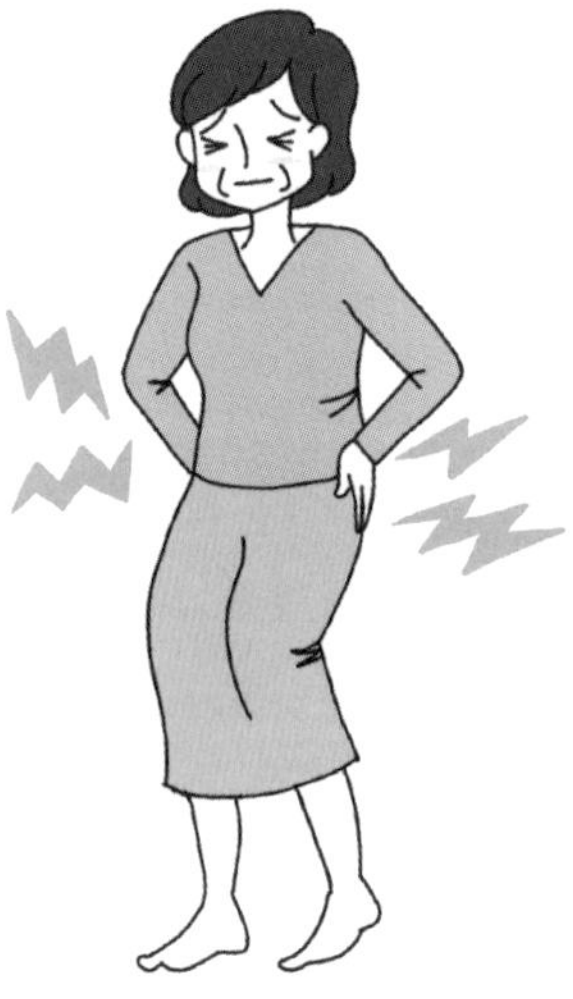

デルマトームとは

脊髄神経のどの神経が、皮膚のどの領域の知覚を支配しているのかを示した人体図です

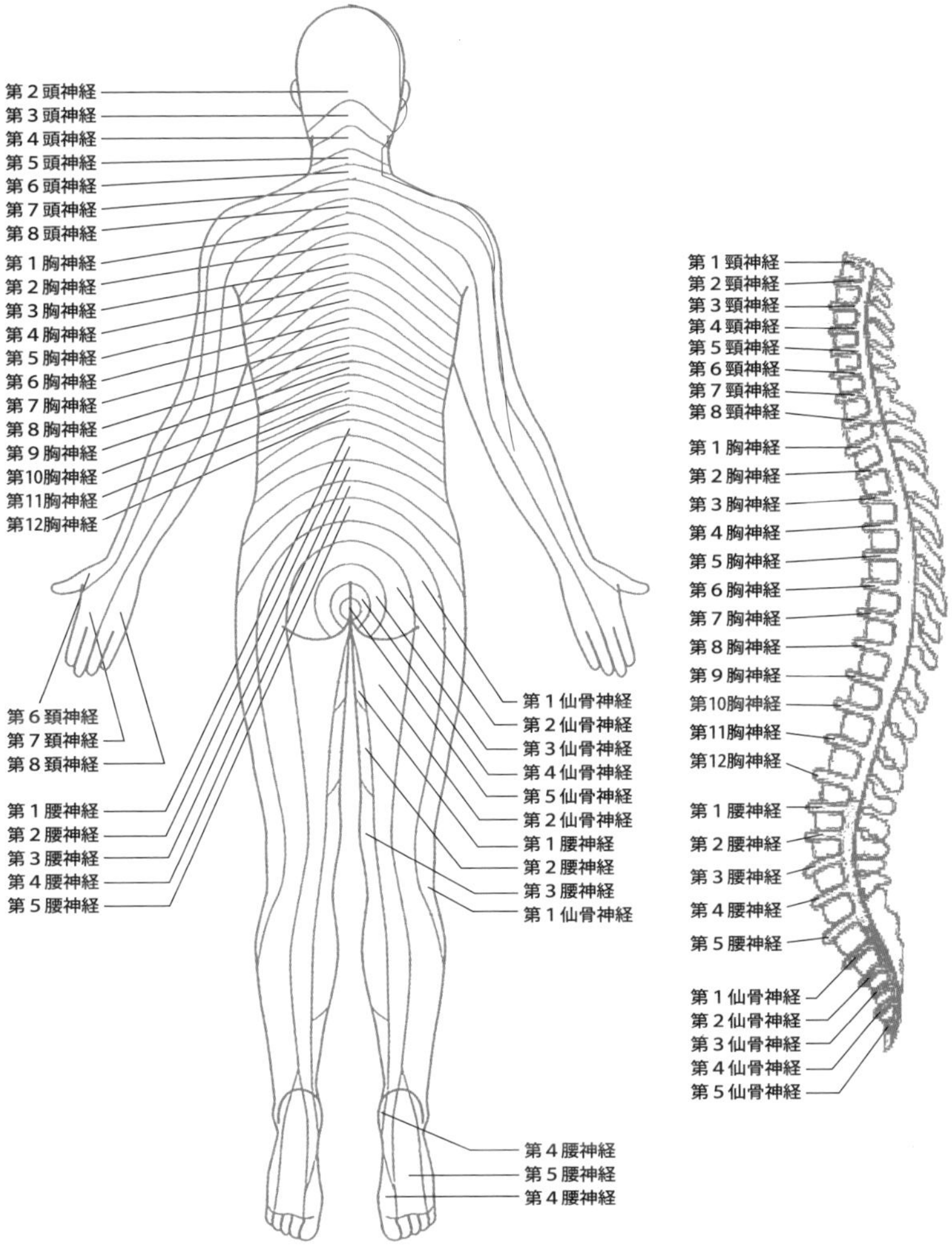

column 1

医師とのコミュニケーションのとり方

早期改善のために、受診は積極的に

脊柱管狭窄症は、しびれや痛みなどの症状の現れ方が一人一人違います。

医師としても、血液検査や画像検査などの結果だけで、的確な診断や治療方針を示すことは難しいといわれています。まずは、症状を改善することが治療の目標となるため、患者さんは、不便を感じている症状を医師にしっかりと伝えることが大切です。

医師に伝えること

○体のどの部分が、どんな風に痛む（しびれる）のか。

○症状はいつから始まったのか。

○痛みやしびれ以外の症状について。

○排尿・排便に不都合がある場合、恥ずかしがらずに伝える。

○自分の環境や心の変化など。

⬇

診察前に自分でメモを書いて用意しておく。

医師とよいコミュニケーションをとる10ポイント

①まずは、気持ちのいい挨拶から。
②辛いからといって、面倒がらずに症状を詳しく伝える。
③一方的に話さずに、整理して相談する。
④今までの病歴を伝える。
⑤今、何が不安なのかを伝える。
⑥今後の治療方針を聞いて、わからないことは質問する。
⑦聞きそびれてしまったことは、自分で調べてみる。
⑧治療中に不安に思ったことは、我慢しない。
⑨大切なことは、必ずメモをとる。
⑩家族としっかり相談をする。

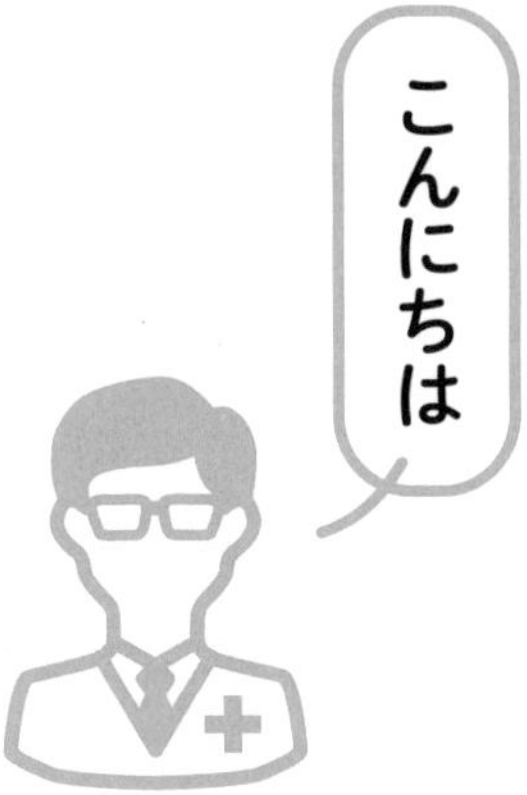

ベストな受診は、恥ずかしがらずに相談を！

脊柱管狭窄症は、ストレスや生活環境などにより症状が起こりやすくなります。医師には、痛みやしびれだけでなく、自分の人間関係や生活環境などを話すことで早期改善のヒントになることもあります。

症状が進行すると、会陰部やお尻の周りの不快感が出てくることがありますが、ためらわずに相談することが治療への前進となります。

Q 8 脊柱管狭窄症は遺伝しますか？

生まれつき脊柱管が狭い人がいます。

日常生活で心がけること

生まれた時から、脊柱管が狭い人がいます。

その原因として胎児期や新生児期の状況が関与していることがわかってきました。

つまり、適切な出生前の管理と母親への教育により狭小脊柱管の発生を減少させ、結果的に脊柱管狭窄症に伴う症状の発生も減少させることが期待できます。

また、先天性の病気のために、生まれた時から脊柱管が狭いことがあります。

さらには、若年性の椎間板ヘルニアには、家族性の要素、つまり遺伝的な要素が関与していることが知られています。

脊柱管がもともと狭い人は、狭くない人に比べると、加齢とともに椎間板や椎間関節が変性して脊柱管に飛び出して馬尾や神経根を圧迫して症状を起こしやすいということがあります。

もともと脊柱管の狭い人は、将来必ず症状が出現するかというと、そのようなことはありません。

脊柱管が狭くても、脊柱管狭窄症に伴う症状とは無縁で過ごす人も多くいます。

したがって、脊柱管がもともと狭いか狭くないかに関わらず、腰に負担のかからない姿勢や日常生活を心がけることが大切です。

姿勢や動作に気をつければ大丈夫

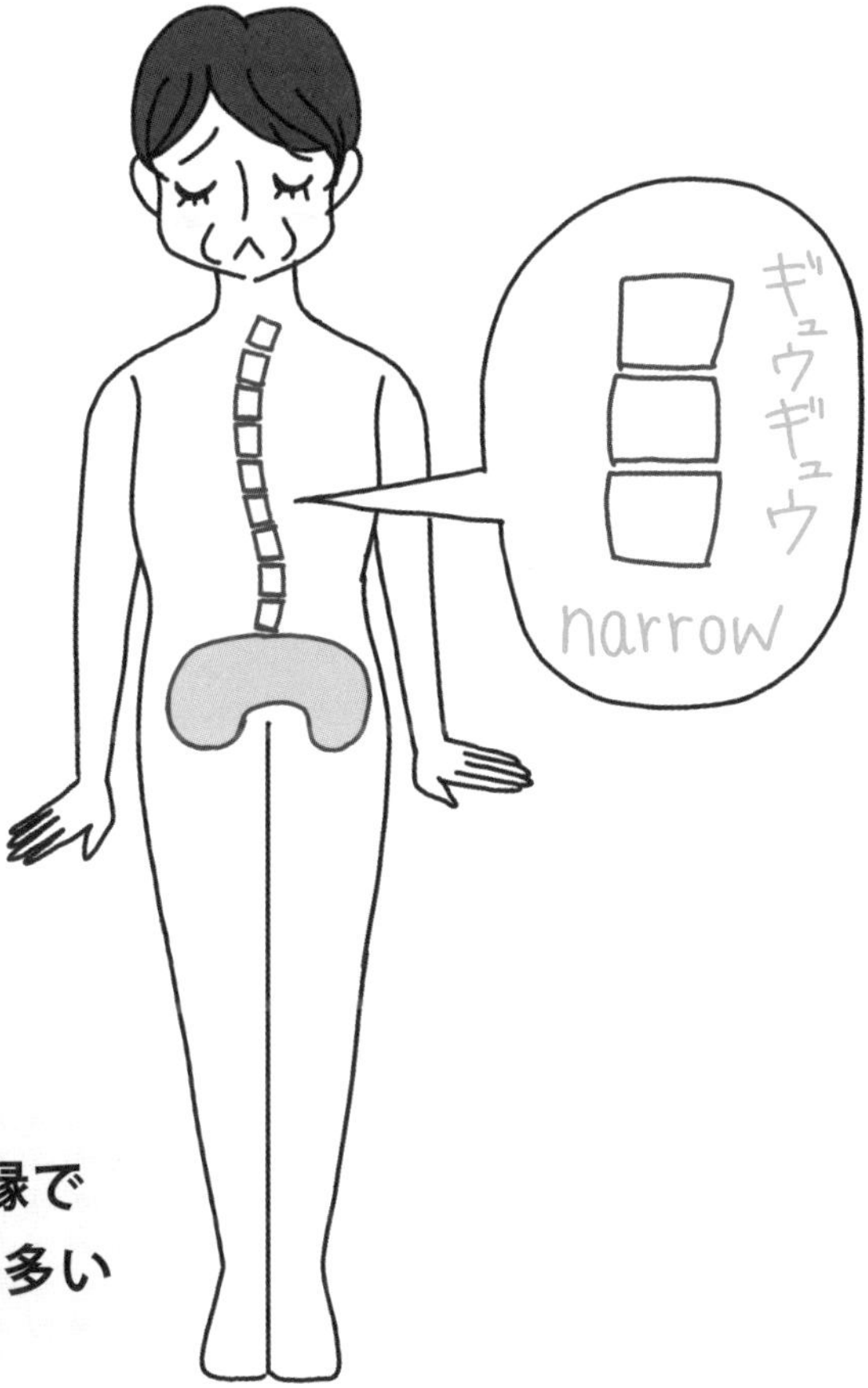

症状と無縁で
過ごす人も多い

生まれつき脊柱管が狭い人は脊柱管狭窄症になりやすいが、必ず症状が起こるわけではない

Q9　脊柱管狭窄症にストレスは影響しますか？

ストレスは脊柱管狭窄症に影響します。

ストレスが痛みになる

近年の研究により、脳と痛みにはとても密接な関係があることがわかってきました。

脳の機能を安定化させることは痛みにも良い影響を与えます。特に、運動は脳の暴走を防ぎ痛みを抑える働きがあります。

ストレスは、脳で感じるものであり、痛みに深く関係しています。

腰の痛みは、単なる局所の痛みとしてではなく、生物・心理・社会的疼痛症候群として捉えるべきだという考え方が確立しています。

ですから、家庭内や仕事上の悩み、あるいは職場での人間関係などが痛みに深く影響して、痛みを悪化させたり長引かせることがわかっています。

痛みを引き起こすことが多い脊柱管狭窄症にもストレスは悪い影響を与えます。

「健全なる精神は健全なる肉体に宿る」と言われています。

しかし、現代の科学は、「健全なる肉体は健全なる精神に宿る」ということを明らかにしました。したがって、脊柱管狭窄症に伴う症状を持つ人は、ストレスを上手に処理すること、上手く気持ちを切り替える方法を身に付けることが大切です。

身体を動かしてストレスを発散させることも有効な手段の一つです。

気持ちを切りかえて！

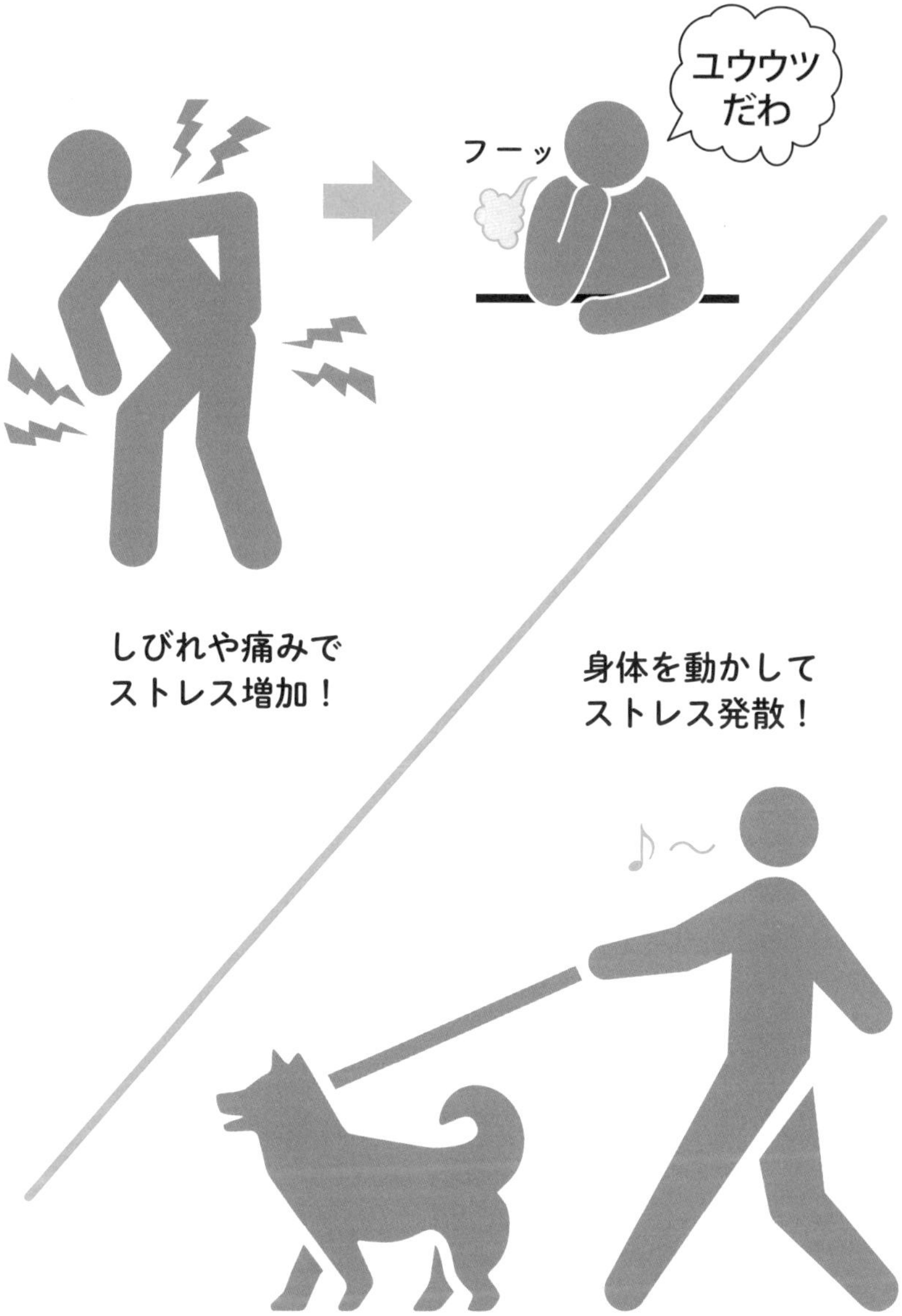

ユウウツ
だわ
フーッ
しびれや痛みで
ストレス増加！
身体を動かして
ストレス発散！
♪～

Q10 脊柱管狭窄症に生活習慣病は影響しますか？

生活習慣が脊柱管狭窄症を引き起こします。

高血圧と糖尿病を合併

私たちの調査によると、50歳代と60歳代で腰部脊柱管狭窄症と診断された人は、一般の人と比べて、高血圧症と糖尿病を高頻度に合併しています。高血圧症状は、冠血管障害や末梢動脈疾患（PAD：Peripheral Artery Disease）の危険因子であるだけでなく、脊椎疾患との関連も指摘されています。糖尿病でも、末梢神経や血管の障害のみならず、関節の早期変性や椎間板変性を加速させている可能性も指摘されています。つまり、脊椎の退行性変化と微小循環障害に影響を及ぼす高血圧や糖尿病が、腰部脊柱管狭窄症の症状と関連している可能性は否定できません。

事実、腰部脊柱管狭窄症の女性は、対照群と比べて、ＨｂＡ１ｃの値が高くなる割合が多いという結果があります。逆に、腰部脊柱管狭窄症が高血圧や糖尿病を引き起こす可能性も否定できません。腰部脊柱管狭窄症の人は間欠跛行や下肢痛のために、活動性が低下します。このことが生活習慣病の派生に影響を及ぼしている可能性があります。

このように、生活習慣病と腰部脊柱管狭窄症が関係していることは明らかです。

したがって、糖尿病を始めとする生活習慣病を持っている脊柱管狭窄症の患者さんは、生活習慣病の治療も脊柱管狭窄症の治療と同じだということを意識して治療に当たる必要があります。

生活習慣病と関係している！

腰部脊柱管狭窄症と診断された人

↓

高血圧と糖尿病を合併していることが多い

腰部脊柱管狭窄症

↓

高血圧や糖尿病を引き起こす

間欠跛行とは

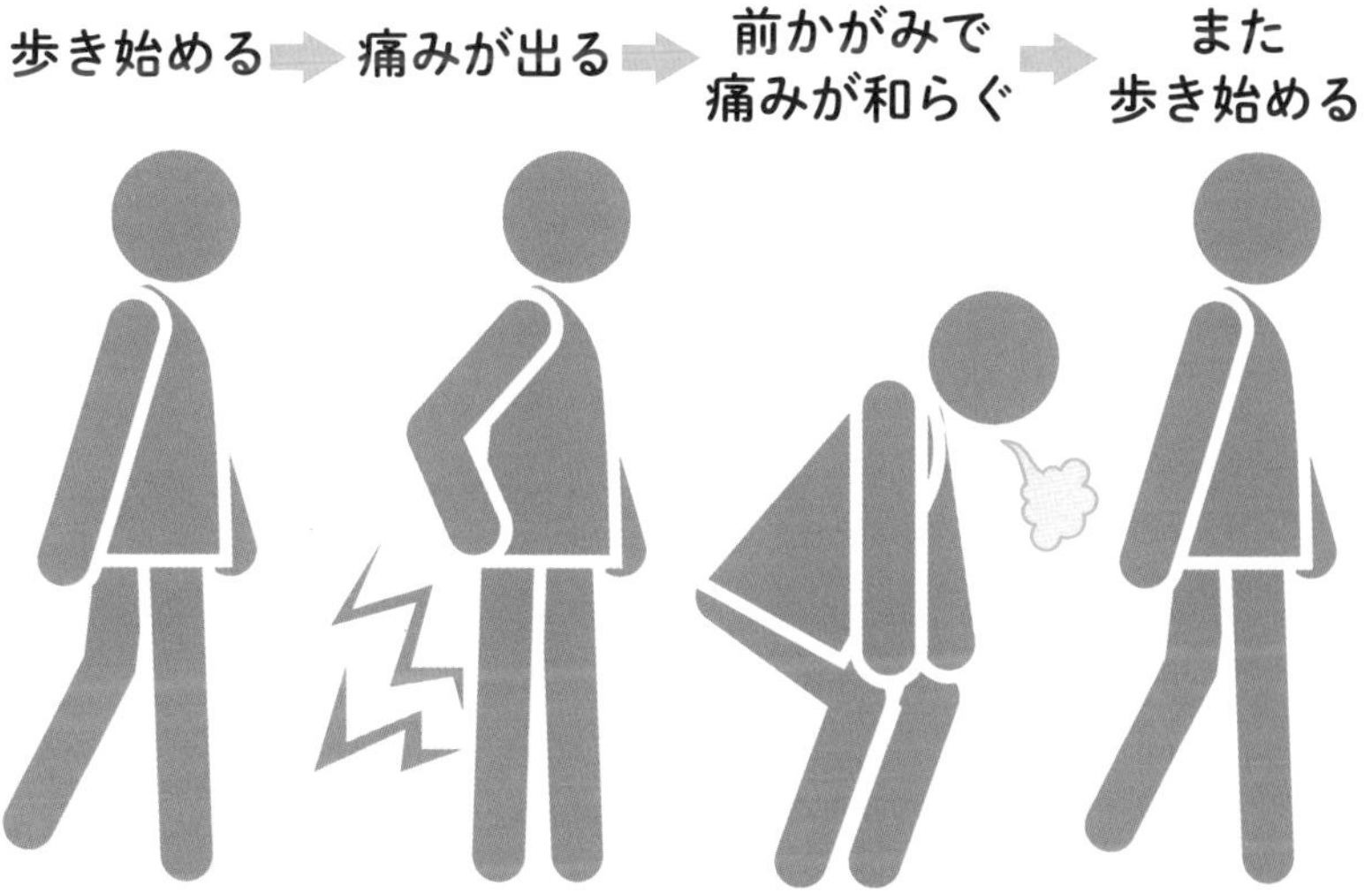
歩き始める
痛みが出る
前かがみで
痛みが和らぐ
また
歩き始める

すべり症や変性側弯症と関係があります。

原因は何か？

脊柱管狭窄症の患者さんは、過去に下肢に痛みなどを伴わない腰痛を経験していることが多くみられます。

最も多い原因は、腰椎が変形し腰痛を伴った状態の変形性腰椎症です。脊柱管狭窄症の原因として次に多いのが、比較的若い人に多い「腰椎すべり症」と高齢者に多い「変性側弯症」です。

●すべり症

腰椎の椎骨どうしが前後にずれている状態を「すべり症」といいます。

すべり症には2つの種類があります。一つは、椎弓（椎骨の後部）と椎体（椎骨の前部）が骨折して分離した「腰椎分離すべり症」です。30～40歳代の男性に多く、症状は腰や下肢の痛みです。

もう一つは、椎弓と椎体は繋がっているものの、椎間板が加齢などによって変性し、上下にある椎骨がずれた「腰椎変性すべり症」です。

40歳以降の女性に多く、腰部や下肢の痛み、足底部から下肢全体、会陰部のしびれ、下肢脱力感、さらに排尿・排便障害を引き起こします。

●変性側弯症

背骨は正面から見るとまっすぐですが、加齢などによって左右に10度以上曲がった状態を変性側弯症と呼びます。

その結果、腰椎の脊柱管も狭くなります。変性すべり症や変形性腰椎症の人に多く見られます。

背骨が曲がると、左右に枝分かれして出ていく神経の出口の部分（椎間孔）が狭くなり、神経根が圧迫されたり引っぱられたりします。その結果、腰痛や下肢の痛み・しびれ、間欠跛行などの症状が現れます。

多椎間多根障害（腰椎の2カ所以上の椎間で神経の圧迫が起き、2つ以上の神経根が圧迫されて痛みを起こすこと）の場合もあるので、詳しい診察が必要です。

脊柱管狭窄症になる原因

変形性腰椎症	腰椎が変形する
腰椎すべり症	腰椎の椎骨が前後にずれている
変性側弯症	背骨が加齢などで曲がる

Q 12
脊柱管狭窄症の症状に特徴はありますか？

痛みにもいろいろあります。

脊柱管狭窄症の特徴的な症状

脊柱管狭窄症による症状で特徴的なのは、神経性間欠跛行です。間欠跛行についてはQ13で詳しく説明します。次に、下肢の痛みです。臀部から太ももの裏側、ふくらはぎ、足の甲、足先などに強い痛みが広がる、いわゆる、坐骨神経痛です。圧迫される神経根によっては、鼠径部（足のつけ根）にまで痛みが出る場合もあります。下肢の痛みは、神経根型の人の特徴的な症状です。

馬尾型の人は、両側の足底部から下肢や会陰部にかけてのしびれを訴えます。脊柱管狭窄症で起こる足のしびれは、患者さんによって感じ方や訴え方が様々です。ビリビリと電気が走るような感じ、針で刺されているようなチクチクした痛み、熱感、冷感、足の裏に紙が貼られたような違和感、靴の中に小石が入っている感じ、皮膚の感覚が鈍い、または敏感になったという表現をします。

また、下肢の脱力感も良くみられます。足首や踵が持ち上がらない、スリッパがよく脱げるなど、足に力が入らないと訴える患者さんがいます。重症になると足の筋力が低下し爪先が上がらなくなり、階段や少しの段差でつまずきやすくなります。この型では排尿・排便障害を訴えることも多いのが特徴です。排尿・排便障害についてはQ16で説明します。

脊柱管狭窄症の患者さんのなかには腰痛を全く訴えない人もいます。

足やお尻、ももが痛い

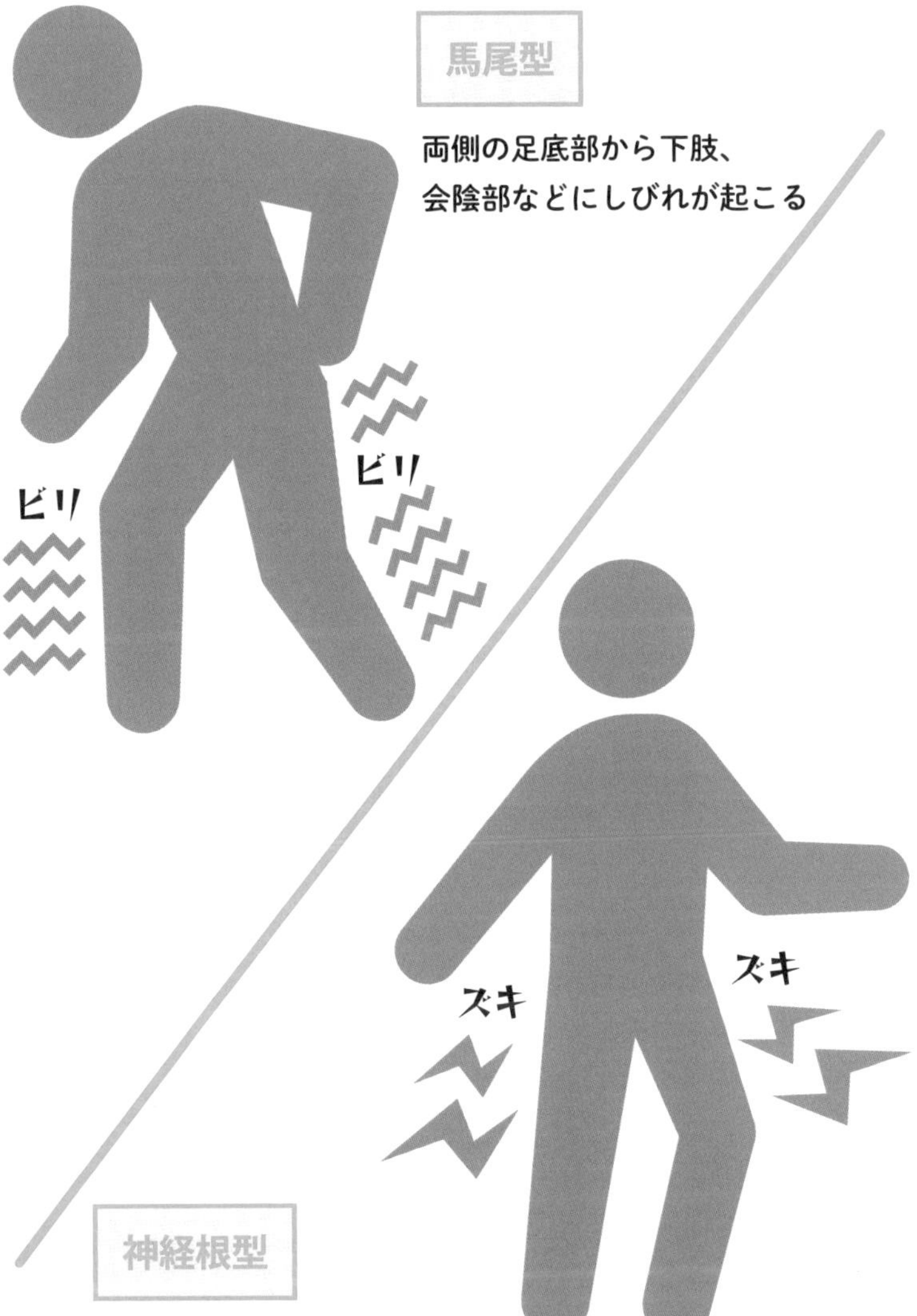

お尻から太ももの裏側、
ふくらはぎ、足の甲、足先などに痛みが出る

Q13 間欠跛行とはどのような状態を言いますか？

間欠跛行とは歩くと足が痛くなることです。

5分以内で歩けなくなる

間欠跛行とは、歩行により下肢に症状（疼痛、しびれ、脱力など）が現れて、増強し、歩行困難になり、休むと症状が消失あるいは軽減して再び歩行可能となります。

しかし、歩行を再開すると同様な症状があらわれる状態を言います。

間欠跛行には、腰を前に曲げることによって良くなって再び歩けるようになる神経性間欠跛行と症状軽減が腰の姿勢には関与しない末梢動脈疾患（PAD，Peripheral Artery Disease）による血管性間欠跛行の2つがあります。

脊柱管狭窄症に伴う間欠跛行は神経性間欠跛行になります。

腰部脊柱管狭窄症に伴う神経性間欠跛行は、患者さんの60～80%にみられます。

症状が出て歩けなくなるまでの時間や距離は人によって異なります。

軽度の場合は続けて数十分歩けます。しかし、重症な患者さんでは、1、2分しか歩けない、あるいは立っただけで下肢に症状が出て歩けない人がいます。

多くの患者さんは5分以内で歩けなくなります。

間欠跛行が重症な場合には手術を検討する必要があるでしょう。

間欠跛行とはなにか?

安静時無症状の場合に下肢症状は
①歩行開始時には存在しない
②歩行を困難にさせるような性質のものである
③短い休息により消失する
安静時根症状のある場合に下肢症状は
①安静時の片側性ないし両側性の疼痛や神経症候が、歩行でより広範囲になる
②間欠跛行時には安静時と異なった側に症状が出現する
③歩行により安静時とは異なった性質の障害が出現する

（神経性間欠跛行の定義）

肥満は腰痛の敵です

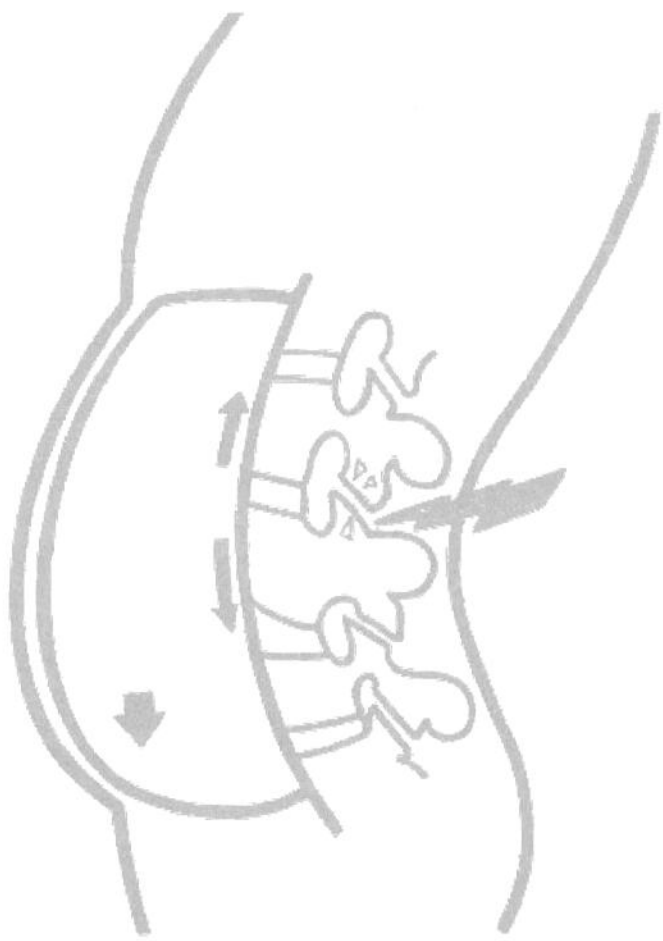

太っていると図のようにおなかの圧力が小さくなってしまい重心位置が前方にくるために腰がそってしまいます。
このため関節に負担がかかり痛みが起きます。

間欠跛行は動脈硬化でも起こります。

歩くと足に痛みやしびれがでる理由

間欠跛行は、脊柱管狭窄症のほかに、Ｑ13で述べた様に、閉塞性動脈硬化症に代表される末梢動脈疾患（ＰＡＤ）でも起こります。

間欠性跛行がみられる場合、まず、その原因が**腰部脊柱管狭窄症**なのか、あるいは**末梢動脈疾患による間欠性跛行**なのかの鑑別が大切です。

なぜなら、超高齢社会（65歳以上の人口の割合が全人口の21％を占めている社会）の今、腰部脊柱管狭窄症とＰＡＤは高齢者に多く、発症しやすい年齢が重なるからです。

しかも、腰部脊柱管狭窄症の神経根型の症状は下肢痛で、ＰＡＤに伴う間欠跛行も下肢痛と、症状もどちらも同じです。

さらに、両者が合併していることもあります。この鑑別を的確に行うことは、正しい治療を行ううえでの前提です。

脊柱管狭窄症が原因の間欠跛行と末梢動脈疾患による間欠跛行の違いは姿勢が症状に関与しているかどうかです。

脊柱管狭窄症の場合には前かがみの姿勢で休むと間欠跛行の症状が治まります。一方、末梢動脈疾患の場合には、立ったままで歩くことを止めるだけで痛みが治まります。

次に末梢動脈疾患の代表的疾患の閉塞性動脈硬化症について述べます。

骨盤から足にかけて動脈硬化が進行した状態を言います。血管に血栓（血液の塊）が詰まるなどして血流を滞らせ、足に栄養や酸素を十分に供給できなくなった結果、間欠跛行が起こります。

初期には足の冷えや肌の色の変化が起こり、次第に間欠跛行や安静時の足の痛みを伴うようになります。

主に20〜40歳代の男性で喫煙者に多く見られる閉塞性血栓性血管炎（バージャー病）も、足の末梢血管が炎症を起こして間欠跛行を招きます。

いずれの動脈疾患でも、血栓が発生して血管を詰まらせると足の壊死を起こすこともあるので、間欠跛行の症状が現れたら早急に医療機関を受診する必要があります。

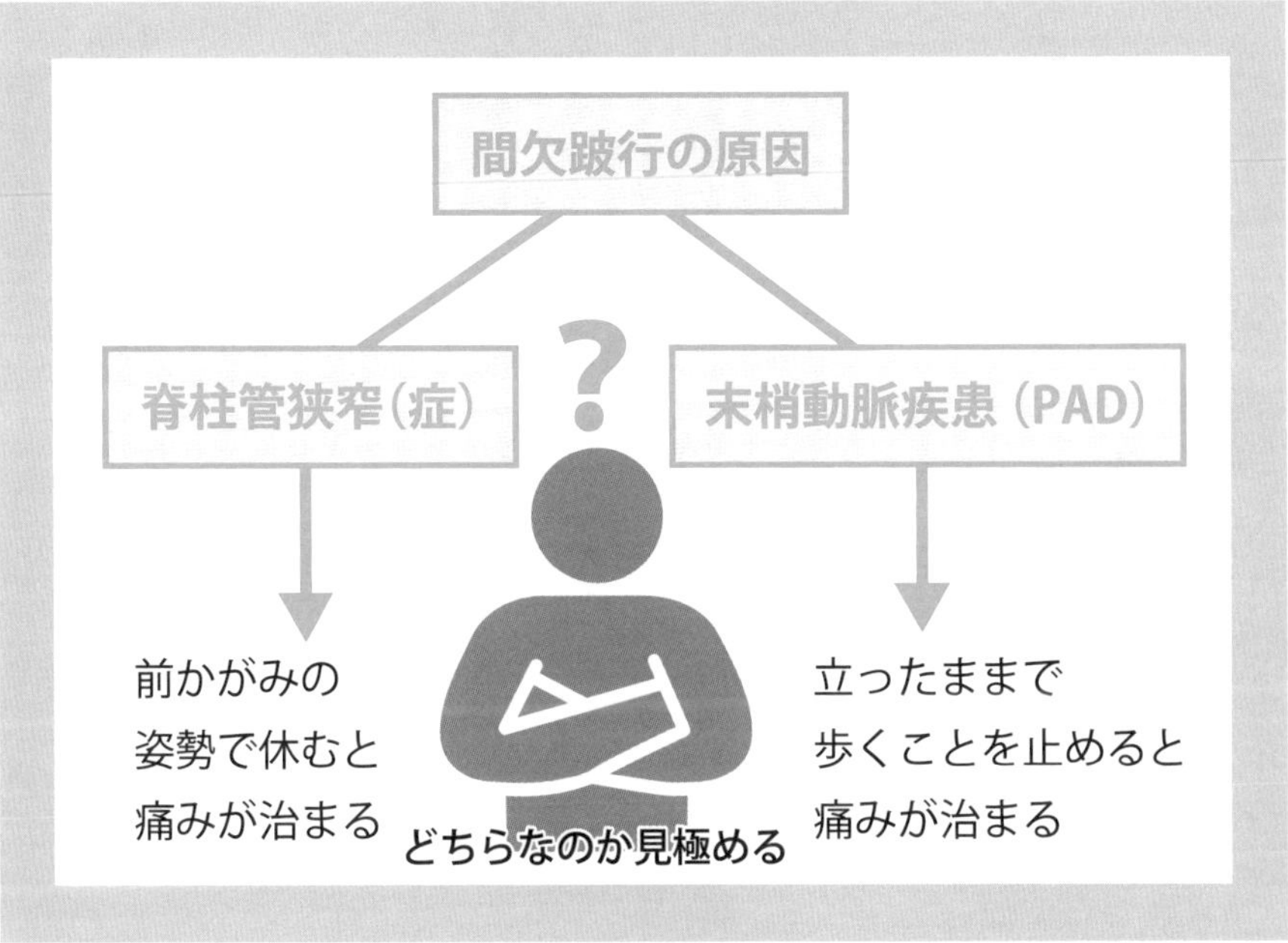

足だけのしびれも脊柱管狭窄症です。

40歳を過ぎると狭くなる

そうです。40歳を過ぎれば、ほとんどの人の脊柱管は多少とも狭くなります。

しかし、Q6で述べたように、脊柱管が狭くなったからといって必ず症状が出るとは限りません。

脊柱管狭窄症の患者さんで腰痛を発症しているのは5～6割とされています。

脊柱管狭窄症に伴う下肢症状があるからといって必ず腰痛を伴うわけではありません。

MRI（磁気共鳴断層撮影）検査などの画像よりも症状が大切です。

なぜなら、何ら腰痛や下肢に症状がなくても、MRIを見ると狭窄の所見があることが稀ではないからです。

間欠跛行などの症状があり、所見（歩行負荷、立位負荷試験を含む）から脊柱管狭窄症が疑われたら、次に画像の評価に移ります。

患者さんの症状や所見を裏付ける狭窄が画像で認められれば診断が確定します。

つまり、脊柱管狭窄症の典型症状である間欠跛行などがあるかどうかのほうが重要な診断の基準になるのです。

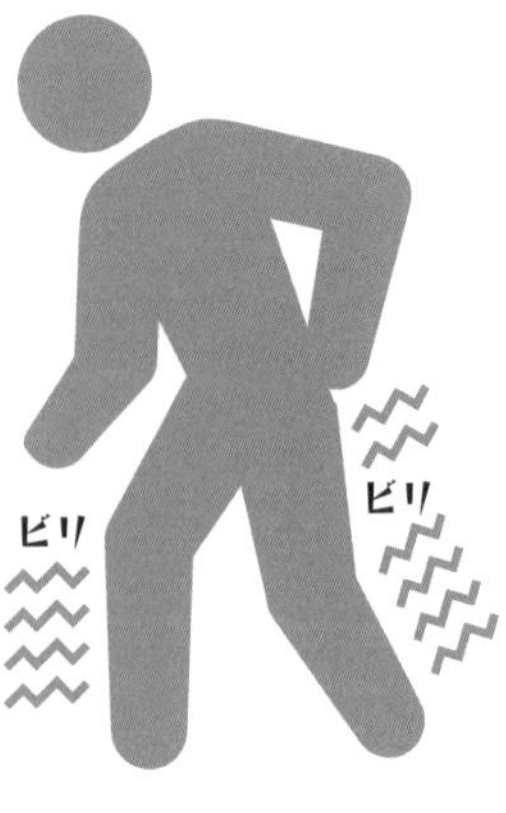

脊柱管が狭窄している腰椎

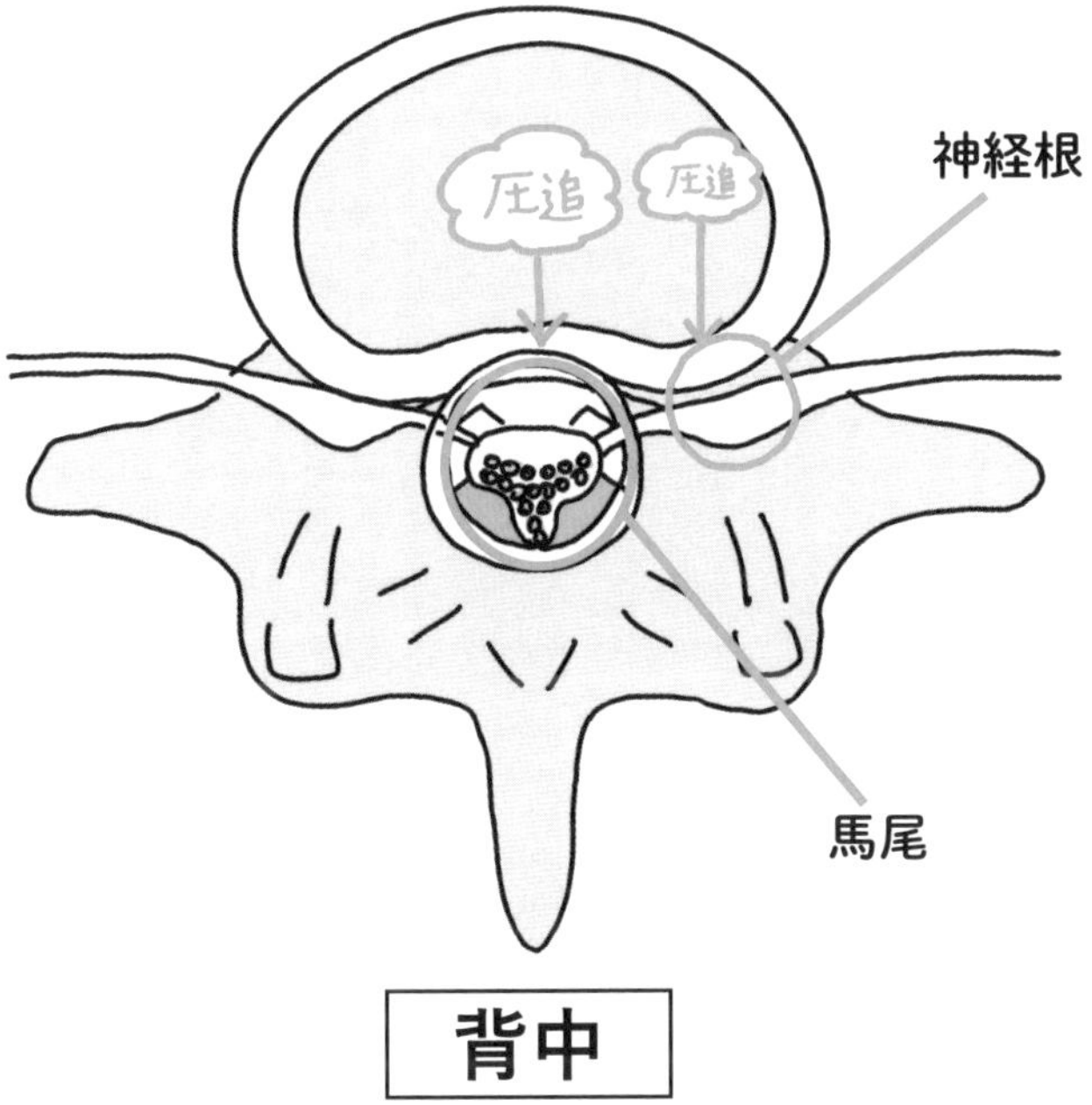

◎神経根が圧迫された場合

・片側の脚のしびれや痛み・片側の脚の脱力

◎馬尾が圧迫された場合

・両側の足裏のしびれ・排尿・排便障害

残尿感、頻尿、失禁などの症状です。

ほかの疾患と鑑別する

排尿・排便障害は、馬尾型に伴って現れる症状です。

よくみられるのは残尿感（尿が残っている感じ）、頻尿（ひっきりなしに排尿する）、排尿遅延（排尿するまでに時間がかかる）、尿失禁（尿漏れ）などです。

同時に、会陰部の灼熱感を訴えることがあります。調べてみると、排尿障害のある患者さんは膀胱に残尿があります。

また、便秘になることもあります。男性の場合には、歩行により陰茎が勃起することもあります。

排尿・排便障害がある場合には、ほかの疾患との鑑別が必要です。女性では腹圧性尿失禁、男性では前立腺肥大による症状との鑑別です。

このような症状は、患者さんは話したがらないので、積極的に担当医が聞き出す必要があります。

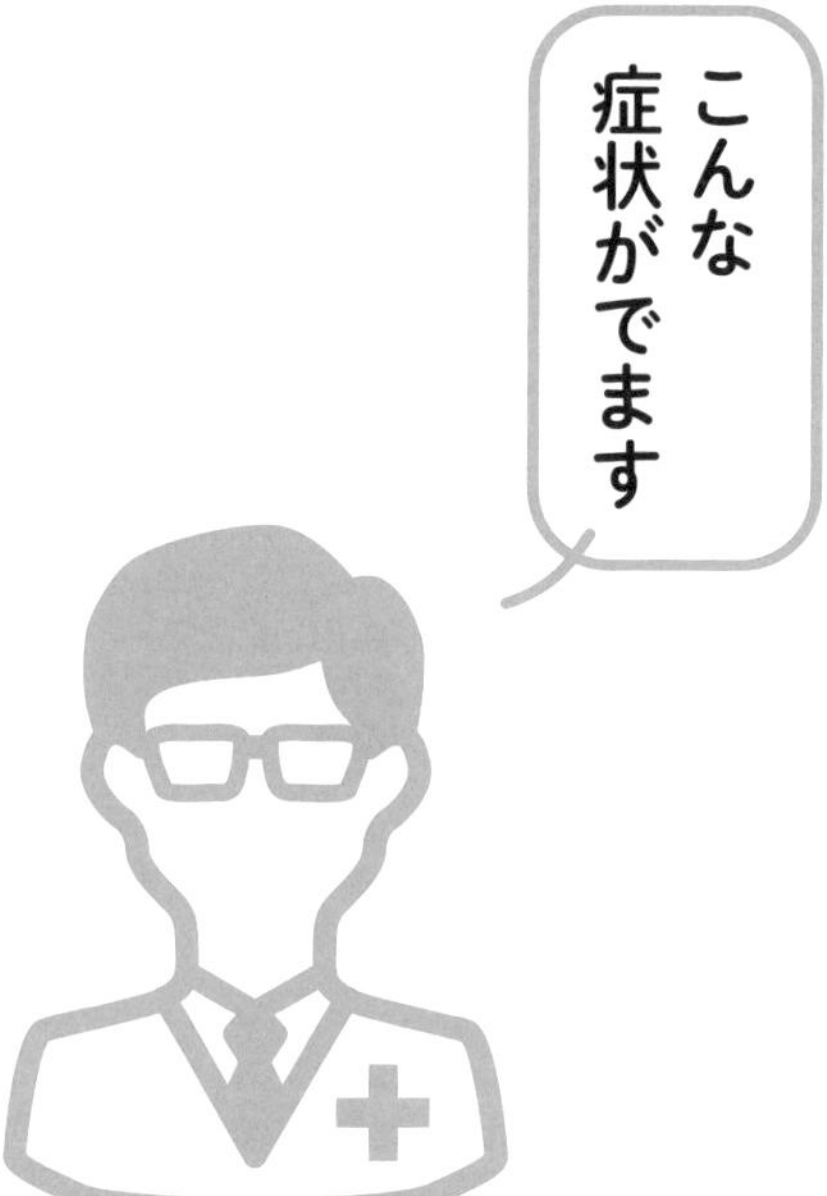

トイレが近くなる

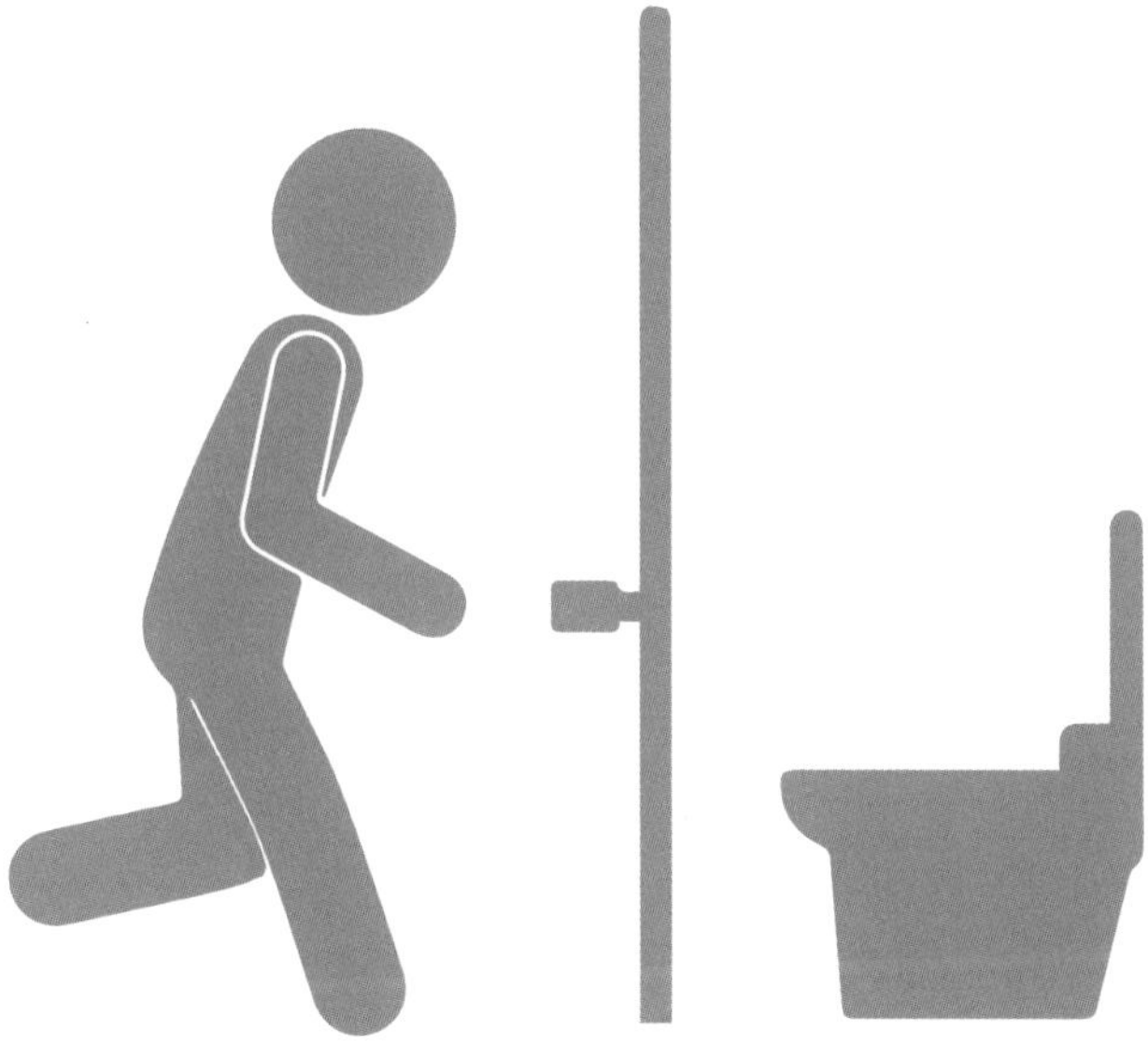

排尿・排便障害は
馬尾型に起こりやすい

残尿感・頻尿・尿失禁・便秘
会陰部の違和感など

▼

「腹圧性尿失禁（女性）・
前立腺肥大（男性）の症状に似ている」

姿勢や動作で、痛みは軽くなります。

痛みはどのくらい続くのか

脊柱管狭窄症に伴う症状がどのくらい続くかは神経障害の型式によります。

神経根型の約6割の人は、保存療法や自然経過で良くなるということが知られています。

神経根障害の患者さんは手術をしなくても良くなる可能性があると言えます。

一方、馬尾型の人は、時間の経過とともに良くなるということはほとんど見られません。

したがって、脊柱管狭窄症の馬尾型では、積極的な治療が必要です。

手術が必要な場合が多くなります。

ただ、神経障害型式に関わらず、症状が高度でなければ、症状が出づらい、つまり脊柱管を広げるような姿勢や動作を身に付けることにより、日常生活を支障なく過ごすことも期待できます。

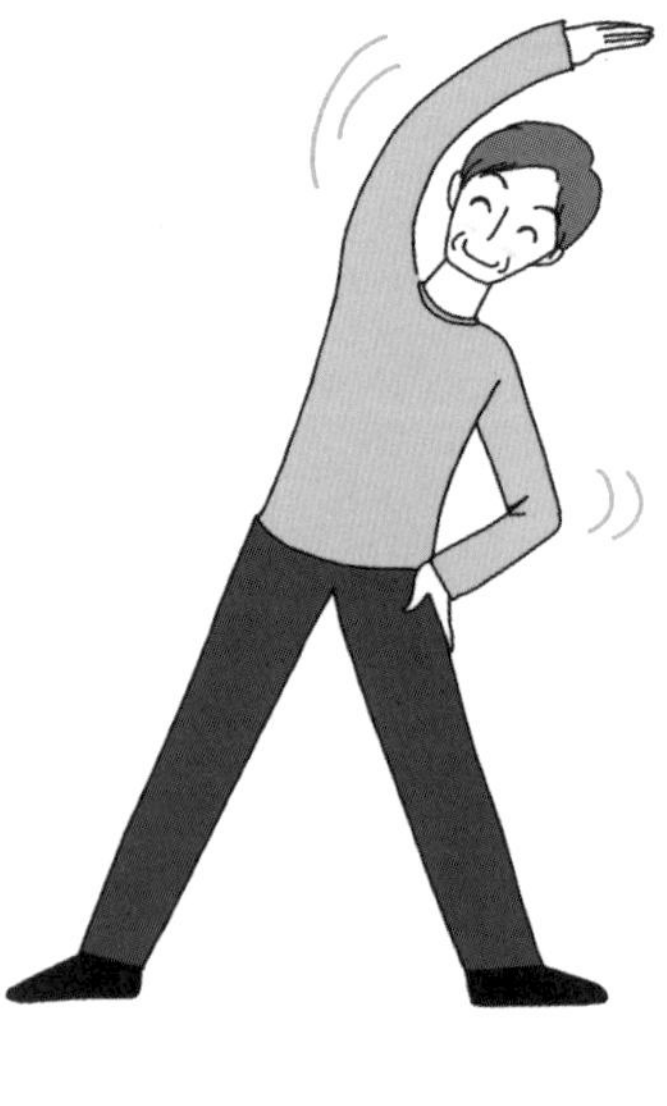

つらい傷みが続くときはどうすればいい？

痛みを和らげるには

▼

脊柱管を広げるような
姿勢や動作をする

ときどき姿勢を変える

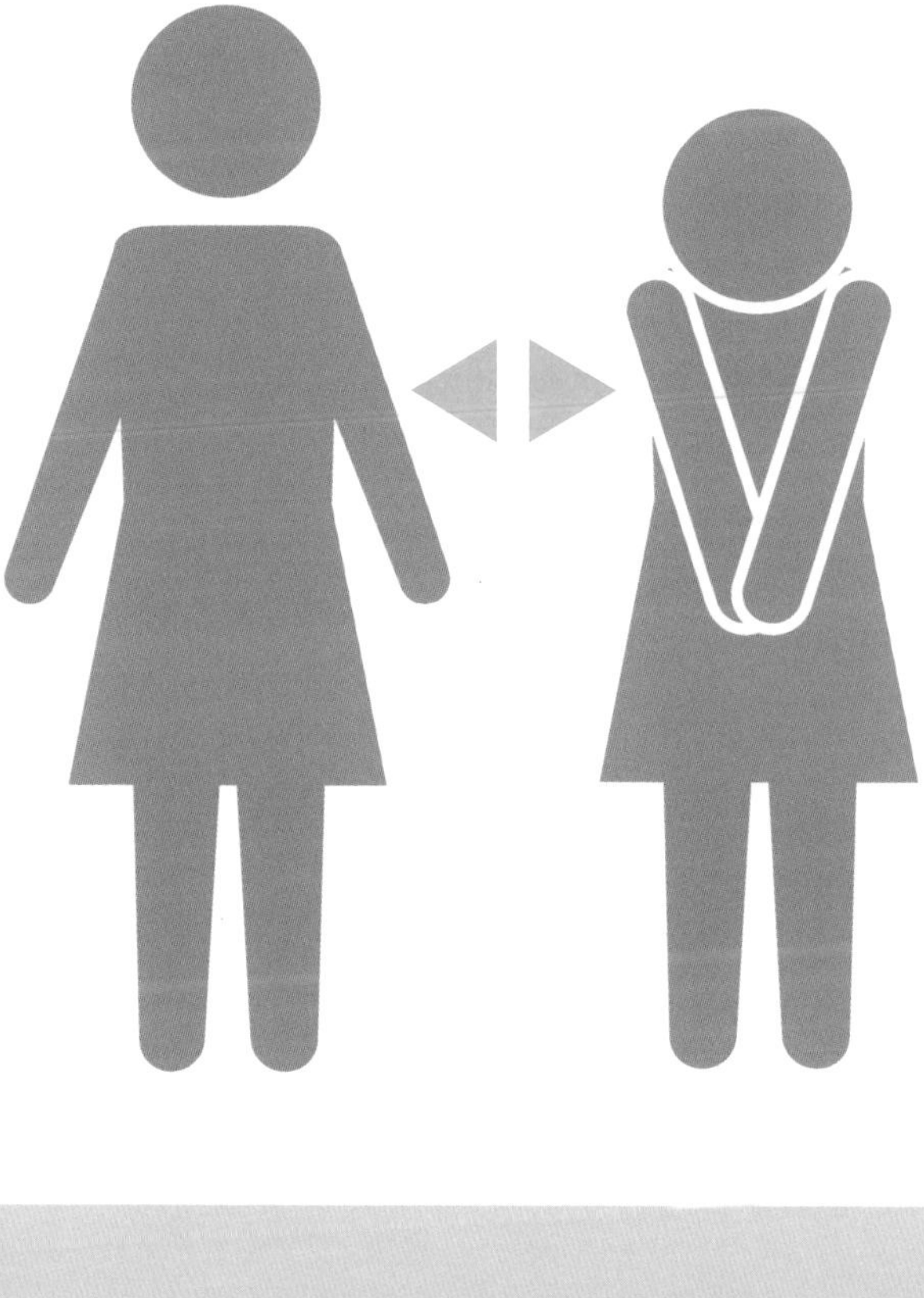

前かがみになり脊柱管を広げる

Q18 脊柱管狭窄症はどの診療科に行けばいいですか？

整形外科の受診をお勧めします。

自分でも診断ができる診断サポートツールもあります。
心配であればこれを試みても良いと思います。

診断できる病院（医療機関）とは

腰部脊柱管狭窄症は、腰の脊柱管が狭くなって馬尾や神経根を圧迫して下肢や会陰部に様々な症状が起きる状態をいいます。

したがって、脊椎や神経の疾患を扱っている診療科が適当だと思います。そう考えると、整形外科が良いのではないでしょうか。

もちろん、他の診療科でも脊椎に関心を持って診療をしている先生であれば診察できます。

診察では、問診、身体所見、そして必要に応じて画像検査で評価を進めていきます。

現在では、脊椎の専門医でなくても診断サポートツールといった診断を補助する評価表を使うと容易に診断ができるようになっています。

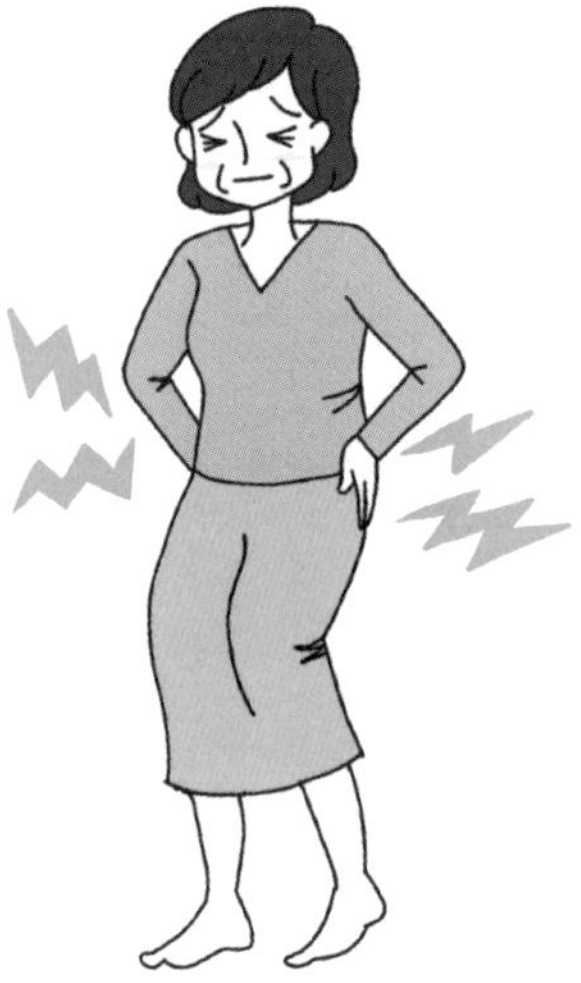

あなたは脊柱管狭窄症なのか？

自記式腰部脊柱管狭窄診断サポートツール

（東北腰部脊柱管狭窄研究会）


以下の項目は、腰部脊柱管狭窄を診断するための項目です。

項目を読みながら、あなたの症状を考えてみてください。

あなたの症状にあてはまる場合には「はい」に、あてはまらない場合には「いいえ」に○をつけてください。

1	太ももからふくらはぎやすねにかけてしびれや痛みがある	はい	いいえ
2	しびれや痛みはしばらく歩くとつよくなり、休むと楽になる	はい	いいえ
3	しばらくたっているだけで太ももからふくらはぎやすねにかけてしびれたり痛くなる	はい	いいえ
4	前かがみになると、しびれや痛みは楽になる	はい	いいえ
5	しびれはあるが痛みはない	はい	いいえ
6	しびれや痛みは足の両側にある	はい	いいえ
7	両足の裏側にしびれがある	はい	いいえ
8	おしりのまわりにしびれがでる	はい	いいえ
9	おしりのまわりにほてりがでる	はい	いいえ
10	歩くと尿が出そうになる	はい	いいえ

質問1～4まですべてが「はい」の場合は腰部脊柱管狭窄と判定します。

質問1から4までのうち1つ以上が「はい」で、かつ質問5から10まで2つ以上が「はい」の場合には馬尾障害を有する腰部脊柱管狭窄症である可能性が高いと判定します。

Q 19

最初から大きい病院を受診したほうがいいですか？

かかりつけ医に相談してみてください。

受診するうえで大切なこと

大きい病院を受診したほうが良いかどうかが問題ではなく、自分のことをよく知っていて、なおかつ脊椎の診療経験が豊富な医師に診てもらうことが大切です。

かかりつけの先生が詳しい検査が必要と判断すれば専門医を紹介してくれるはずです。

腰部脊柱管狭窄症と診断が付いた後でも、手術が必要となる患者さんは多くはないので、かかりつけ医のいる診療所で専門医と連携して治療を受けながら経過をみていくことが可能です。

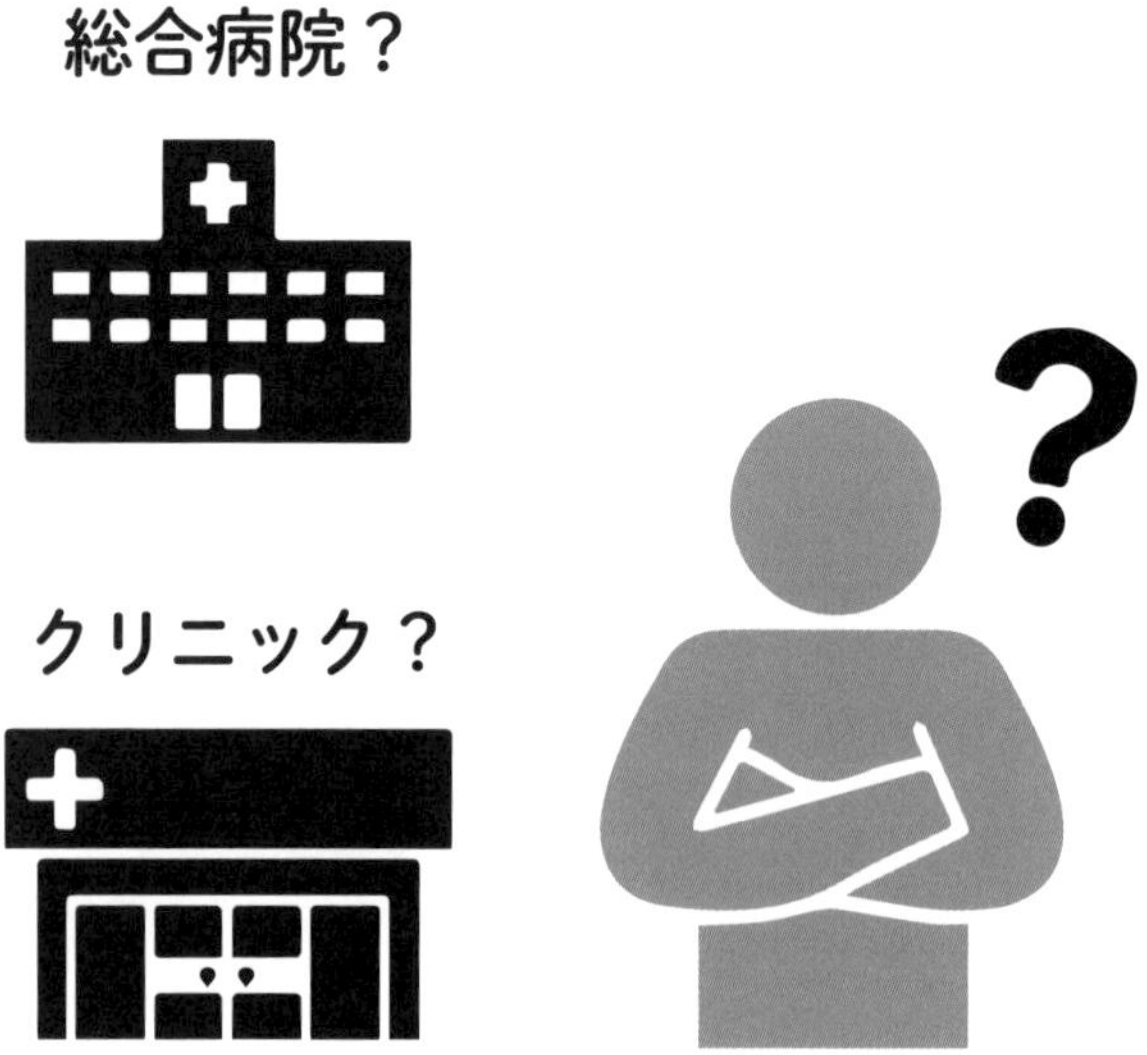

まずはかかりつけ医に受診を

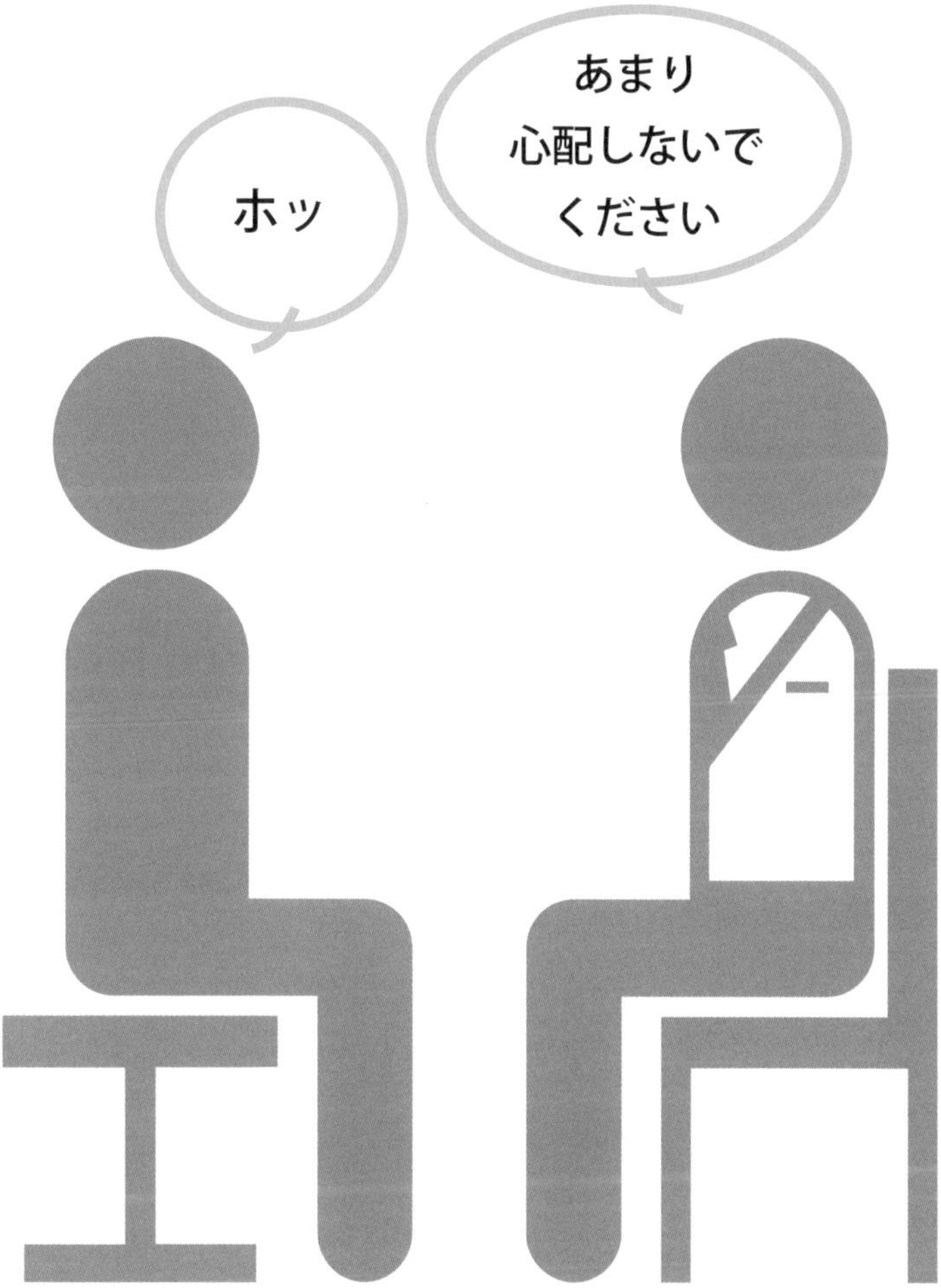

Q 20 問診では、なにについて聞かれますか？

問診では症状の推移を聞かれます。

間欠跛行があるのか

脊柱管狭窄症の診断では、まず、初発症状から現在までの症状の経過を聞かれます。受診時には片側の下肢痛（神経根障害）であっても、以前に反対側、あるいは他の高位での下肢痛があったということがあります。また、現在の症状が強いために、長く歩くことができず、以前から存在していた症状が今は現れていないこともあります。

症状の特徴としてはまず、間欠跛行があるので、その有無を尋ねられます。間欠跛行はQ13に詳しく述べています。次に、じっとしている時（安静時）に存在する症状と歩行によって新たに出現、あるいは増悪する症状の有無を聞かれます。腰椎部における神経性間欠跛行は症状と所見から3型に分類されます。間欠跛行があると判定されたらどんな症状なのか、その内容を聞かれます。馬尾障害では下肢、臀部、会陰部の異常感覚（しびれ、絞扼感、灼熱感など）があります。その分布は複数の神経根の領域に及びます。神経根障害では片側、あるいは両側の下肢や臀部の疼痛を訴えます。馬尾障害と神経根障害が合併すると両者が混合した症状となります。

症状の出現部位としては、馬尾障害では両下肢、臀部および会陰部に広がり、広範囲です。一方、神経根障害は、単根性（1本の神経根）で第5神経根障害であることが多いため、両側あるいは片側の坐骨神経痛や臀部痛であることが一般的です。

間欠跛行によって出現した症状が軽快するのに

姿勢の影響があるかどうかが大事です。したがって、それを医師に述べてください。腰部脊柱管狭窄症に伴う間欠跛行では、乳母車を押すように腰椎を前屈した姿勢で歩くと歩行時間が長くなります。歩行後の休息では腰かけたり、しゃがみこむと楽になるということがあれば、腰部脊柱管狭窄症に伴う神経性間欠跛行を疑う大きなきっかけとなります。

腰痛は慢性のことが多く、腰痛があるからと言って腰部脊柱管狭窄症を疑う根拠にはなりません。馬尾障害では排尿・排便障害が出現することがあります。頻尿（ひっきりなしに排尿したくなる感じ）や残尿感（尿が残っている感じ）などの排尿障害や便秘があるかどうかが聞かれます。馬尾障害を有する男性では、歩行により尿意や便意を感じたり、陰茎が勃起することがあります。問診の時にこのような症状があれば恥ずかしがらずに医師に申し出ることです。

下肢の症状の発現部位

腰部脊柱管狭窄症

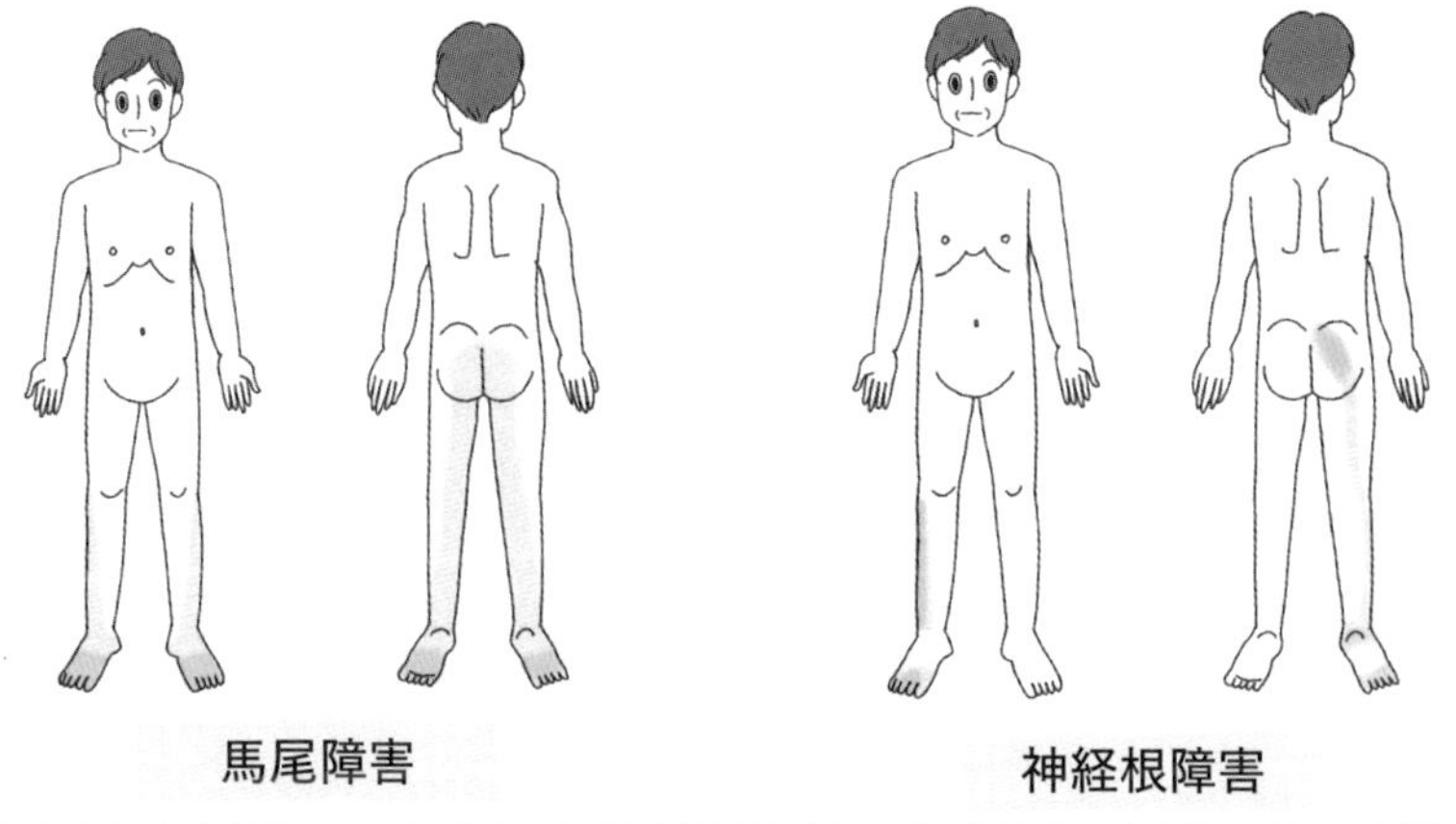

Q 21 病院（医療機関）では、どんな検査が行われますか？

医者は2つの方法で診断します。

2つの診察方法

医師の行う診察は、身体所見の評価と画像検査に分かれます。まず、身体所見について述べてみます。最初に、脊柱所見を評価します。脊柱所見とは、腰の前屈、後屈、廻旋を確認してそれぞれの方向の動きに制限があるかどうか、そして症状が再現されるかを確かめる手技です。腰部脊柱管狭窄症では、腰椎の後屈制限（後ろに反らすことが制限される）を示すことが多くみられます。なかには脊柱の動きの制限が認められない人や前屈（前にかがむ）でも症状が誘発されることがあります。前屈制限や神経根緊張徴候は、一般に、椎間板ヘルニア合併例で認められます。

次に、神経学的所見を評価します。神経学的脱落所見は、安静時には認められず、歩行負荷や立位負荷で初めて出現することも稀ではありません。場合によっては歩行ないし立位負荷試験を行って評価することが必要です。神経根障害では、多くは単一神経根障害です。一方、馬尾障害では多根性の筋力低下や知覚障害を示します。深部反射ではアキレス腱反射が低下あるいは消失していることが多くみられます。

歩行負荷試験は、医師が患者さんとともに歩いて、出現する自覚症状と神経学的所見の変化を評価する手技です。歩行負荷試験は、間欠跛行の有無、歩行可能距離の確認、そして自覚症状と神経学的所見の変化から神経障害型式や責任高位の判定といった機能評価も併せて行うことができます。歩行負荷試験によって、安静にしている時には認められなかった症状や所見が誘発されます。

歩行負荷試験は、優れた評価方法である反面、試験に要する時間と歩行する空間が必要となり外来診療で行うことは困難です。そのためそれに代用する方法として、立位伸展負荷試験があります。この試験は患者さんに立位中間位よりもやや伸展位の姿勢を維持してもらい、自覚症状や神経学的所見の変化を観察する負荷試験です。

次に、画像検査を行います。画像検査では、単純Ｘ線写真、ＭＲＩ（Magnetic Resonance Imaging, 磁気共鳴断層撮影）、ＣＴ（Computed Tomography, コンピュータ断層撮影法）の撮影が行われます。単純Ｘ線写真は、腰椎の配列の乱れの観察や変性疾患以外の鑑別診断に利用されます。

ＭＲＩは近年広く行われている身体に負担を与えない検査です。従来行われてきた脊髄造影を省略することができます。脊髄、馬尾、神経根といった神経組織、椎間板、靭帯（黄色靭帯や後縦靭帯）、あるいは筋肉など、単純Ｘ線写真では写らない軟部組織も観察できます。ただし、得られた所見が症状に関係しているかどうかは慎重に判断する必要があります。つまり、全く症状が無い人でも加齢に伴う変化は所見として認められるからです。

ＣＴは、脊柱管の形態を知るためには最適な検査方法です。これらの検査を必要に応じて担当医が説明のうえ、実施します。

医者が脊柱管狭窄を診断するときどうするか？

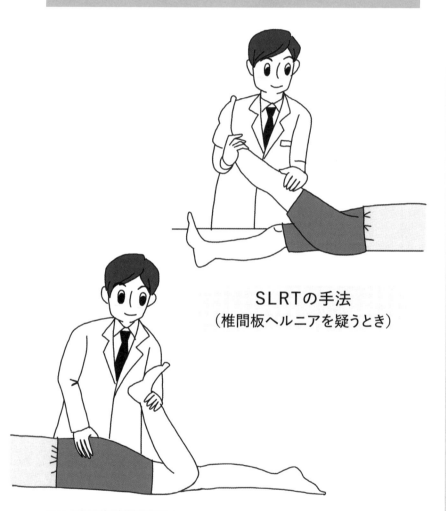

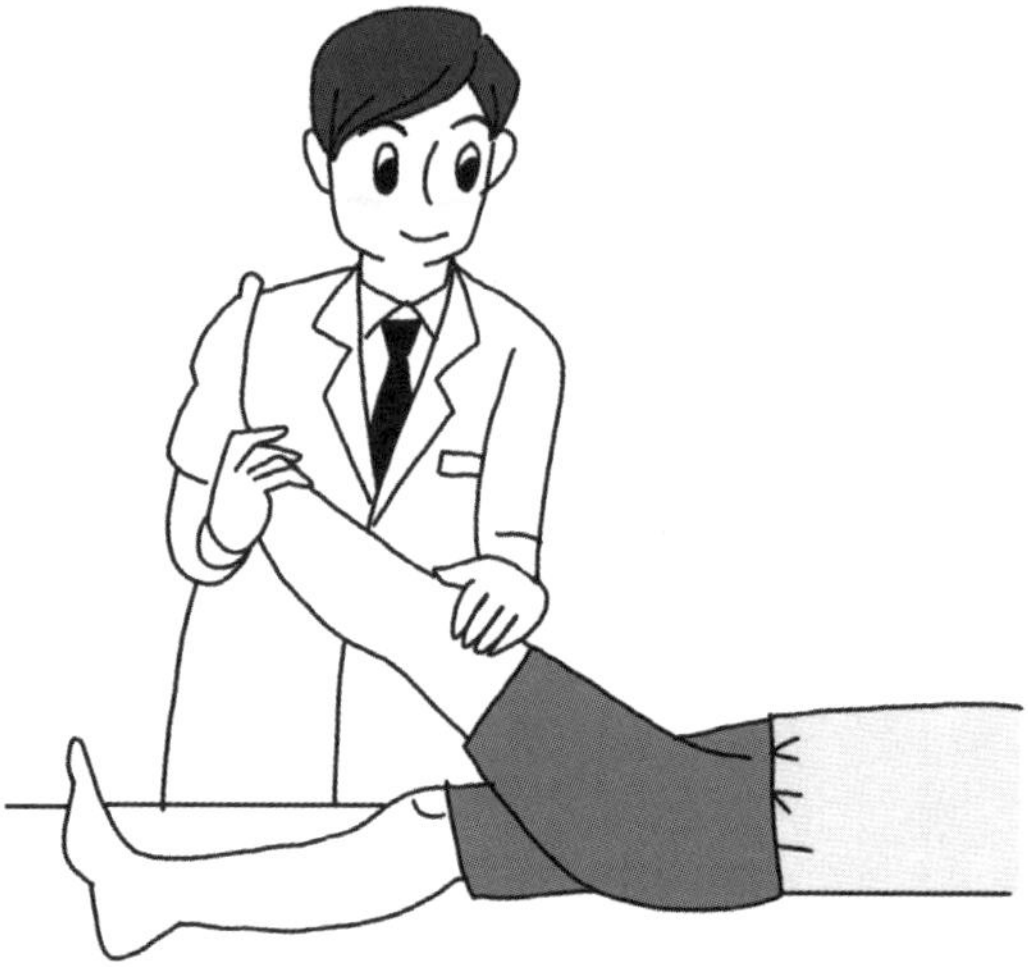

SLRTの手法
（椎間板ヘルニアを疑うとき）

大腿神経伸展テスト
（上位腰椎の椎間板ヘルニアを疑うとき）

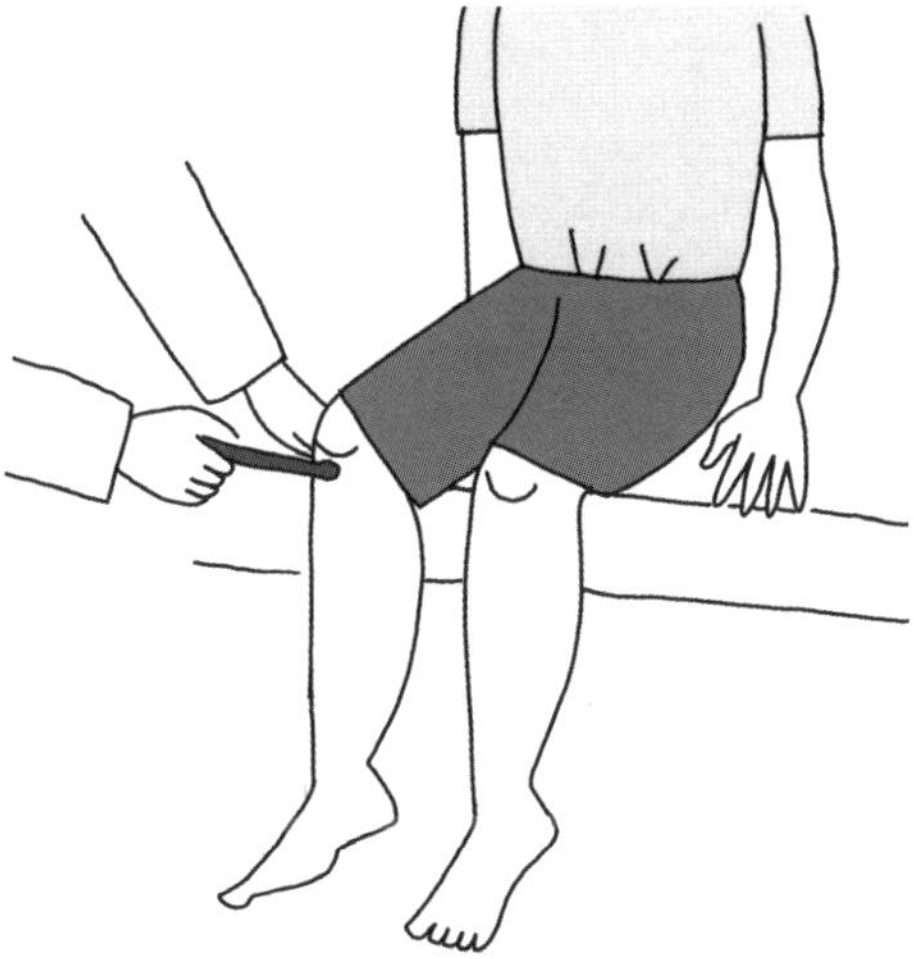

下肢深部反射評価
膝蓋腱反射

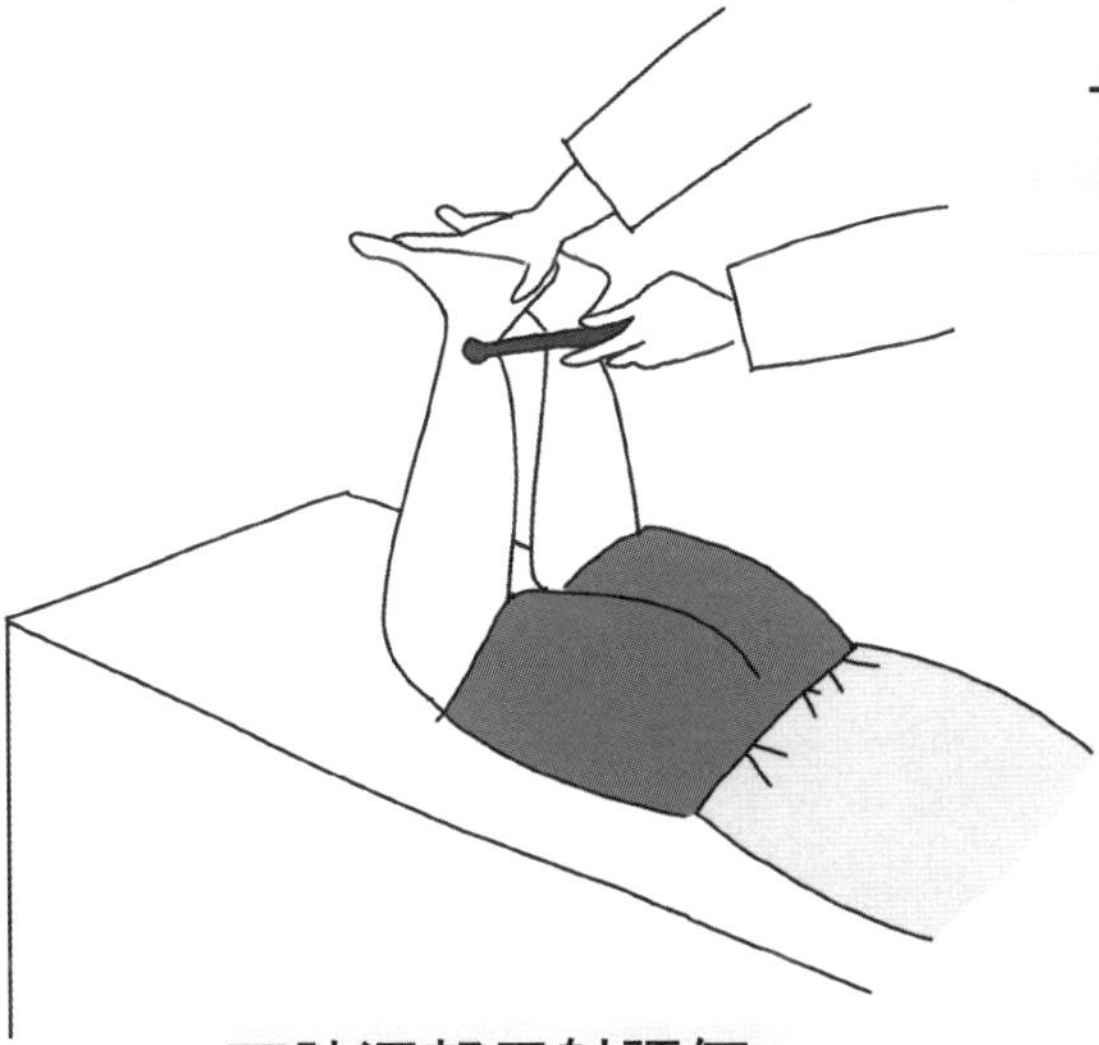

下肢深部反射評価
アキレス腱反射

MRIは担当医に相談してみてください。

MRIは有用な検査

ＭＲＩ（Magnetic Resonance Imaging，磁気共鳴断層撮影）検査は、他の画像検査では観察することのできない靭帯や椎間板といった軟部組織、そして馬尾や神経根といった神経組織、さらには脊柱管の周囲に存在する筋肉までもみることができる有用な検査です。

問題は、何度も述べているように、ＭＲＩ検査で認められた異常所見が即症状の原因とは限らないことです。

つまり、現在の症状には全く関係していない所見も画像所見としてみることができます。

したがって、問診や身体所見、時に歩行負荷（立位）試験などを追加した総合評価（腰部脊柱管狭窄症の神経障害型式や責任高位）に合致する画像所見がＭＲＩ検査で認められるかどうかという評価の仕方が欠かせません。

ＭＲＩ検査は費用もかかります。

したがって、ＭＲＩ検査をするにはそれなりの根拠が必要です。

担当医と相談してＭＲＩ検査を受けるかどうかを決めるべきだと思います。

ＭＲＩはすぐれモノです！

MRI 検査は脊柱管狭窄症以外の
異常も見つけることができる

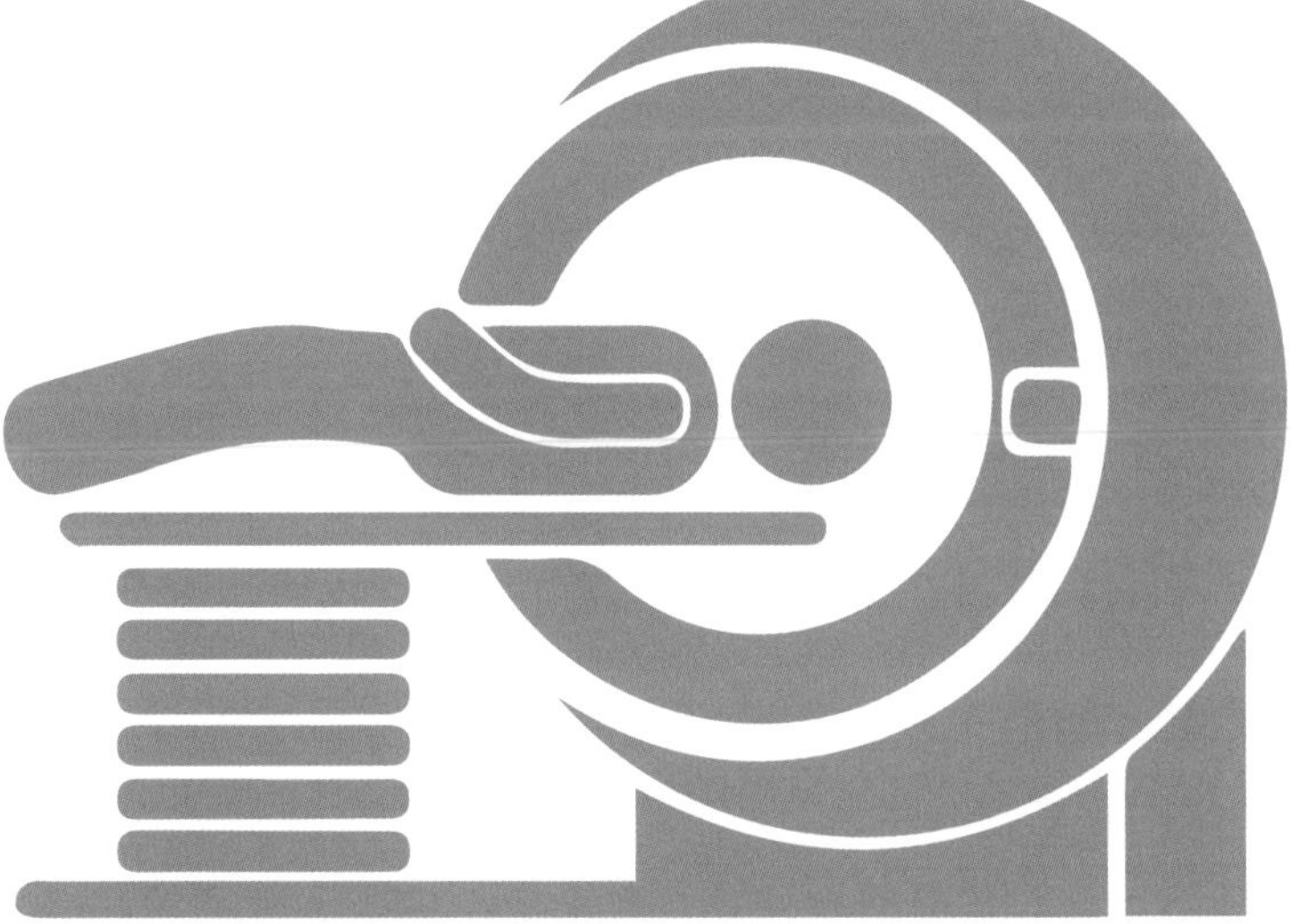

Q 23 脊柱管狭窄症の診断基準を教えてください。

4つの基準で脊柱管狭窄症と診断されます。

脊柱管狭窄症とは何か

2011年に、日本整形外科学会と日本脊椎脊髄病学会が発表した『腰部脊柱管狭窄症診療ガイドライン』によれば、次の4項目の全て当てはまる場合に、脊柱管狭窄症と診断されます。

症状の細かい部分では、診断基準に当てはまらない例外もあるので、その場合には整形外科医の知識と経験により判断しています。また、診断基準には、脊柱管狭窄症の特徴的な症状といわれる間欠跛行が含まれていません。確かに、間欠跛行を訴える患者さんは多いのですが、症状の個人差がかなりあるためです。

これにあてはまると「脊柱管狭窄症」です

脊柱管狭窄症の診断基準

① 臀部（お尻）から下肢（足）に痛みやしびれがある。

② 臀部から下肢の痛みは立つと悪化し、前屈や座位で軽快する。

③ 歩行で悪化する単独の腰痛は除外する。

④ MRIなどの画像検査で脊柱管や椎間孔の狭窄があり症状を説明できる。

「4つの基準」で
脊椎間狭窄症だとわかります。

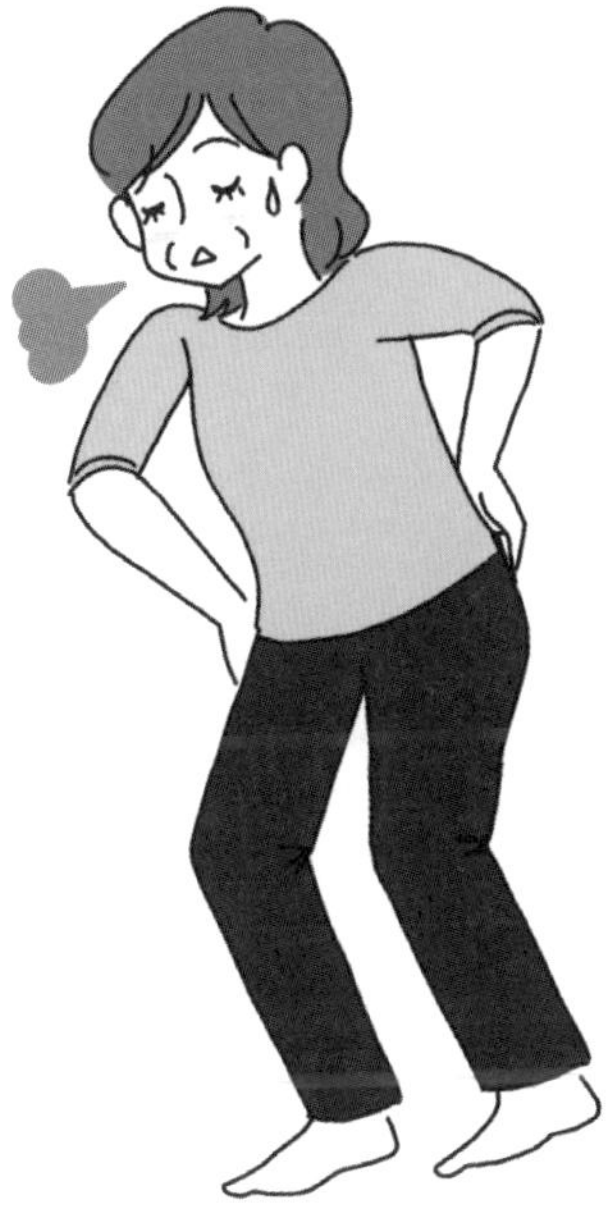

前かがみや
座ると
少し楽になる

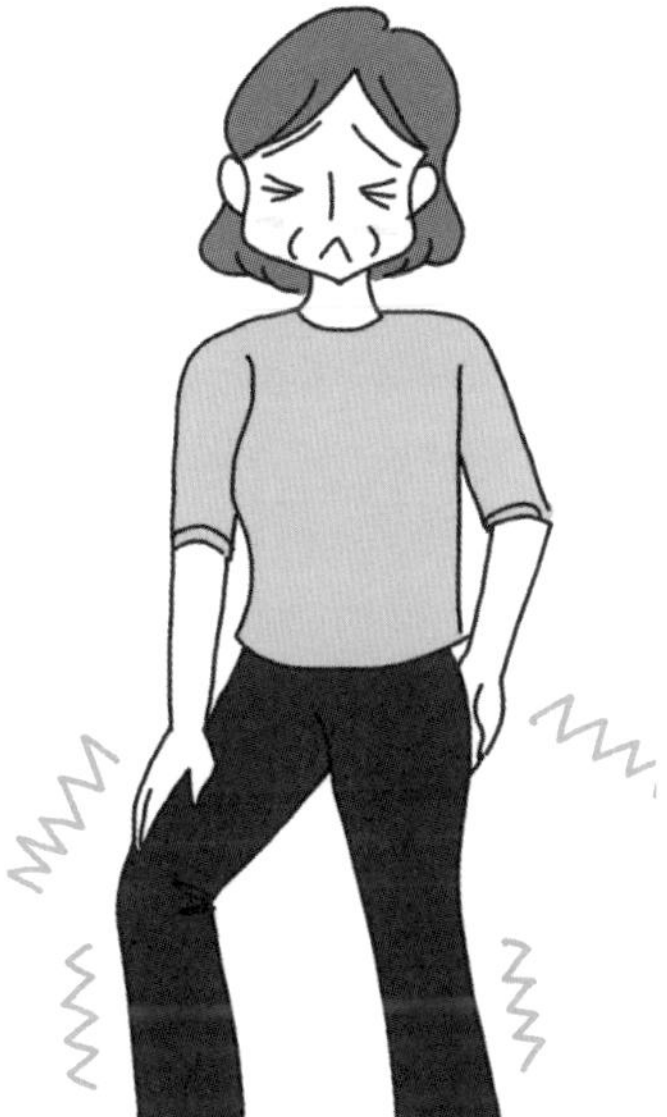

お尻や脚の
痛みやしびれ

column 2

心のケアをすることも大切！

うつと「脊柱管狭窄症」

近年では、「脊柱管狭窄症」の人には、うつ傾向が多いことが明らかになってきています。「脊柱管狭窄症」になると足腰の強い痛み、しびれや歩きづらくなるという苦痛に常に悩まされます。そのつらさは、長期間にわたることも少なくはありません。

なかなか改善されない状態に、イライラしたり、心が沈んだり、精神的に不安定になりやすくなってしまいがちです。

気分が落ち込むと、脳の痛みを抑える働きが低下し、痛みやしびれをより強く感じてしまうといわれています。症状が悪化しないように、早めに心療内科や精神科等を受診して心のケアにつとめましょう。

こんな時には要注意！

○自分が辛いことを「誰もわかってくれない」と思い込み、一人で悩んでしまう。
○外出時に、立ち止まってしまう自分に人の目が気になる。
○外出するのが面倒だと感じる。
○家の中に閉じこもりがちになる。
○疲れやすく、やる気が出ない
○「歩けなくなるのではないか」と将来に不安を感じる。
○夜、なかなか寝付けない。
○物事に対して興味がわかず、楽しめない。
○一日中、ゆううつな気分でいる。
○食欲がない。または、食べ過ぎてしまう。

※症状が続くようなら、担当医に相談するか、心療内科等を受診しましょう。

心のケアをすることで
症状を改善させることもできる！

自分でできる心のケアを見つけよう

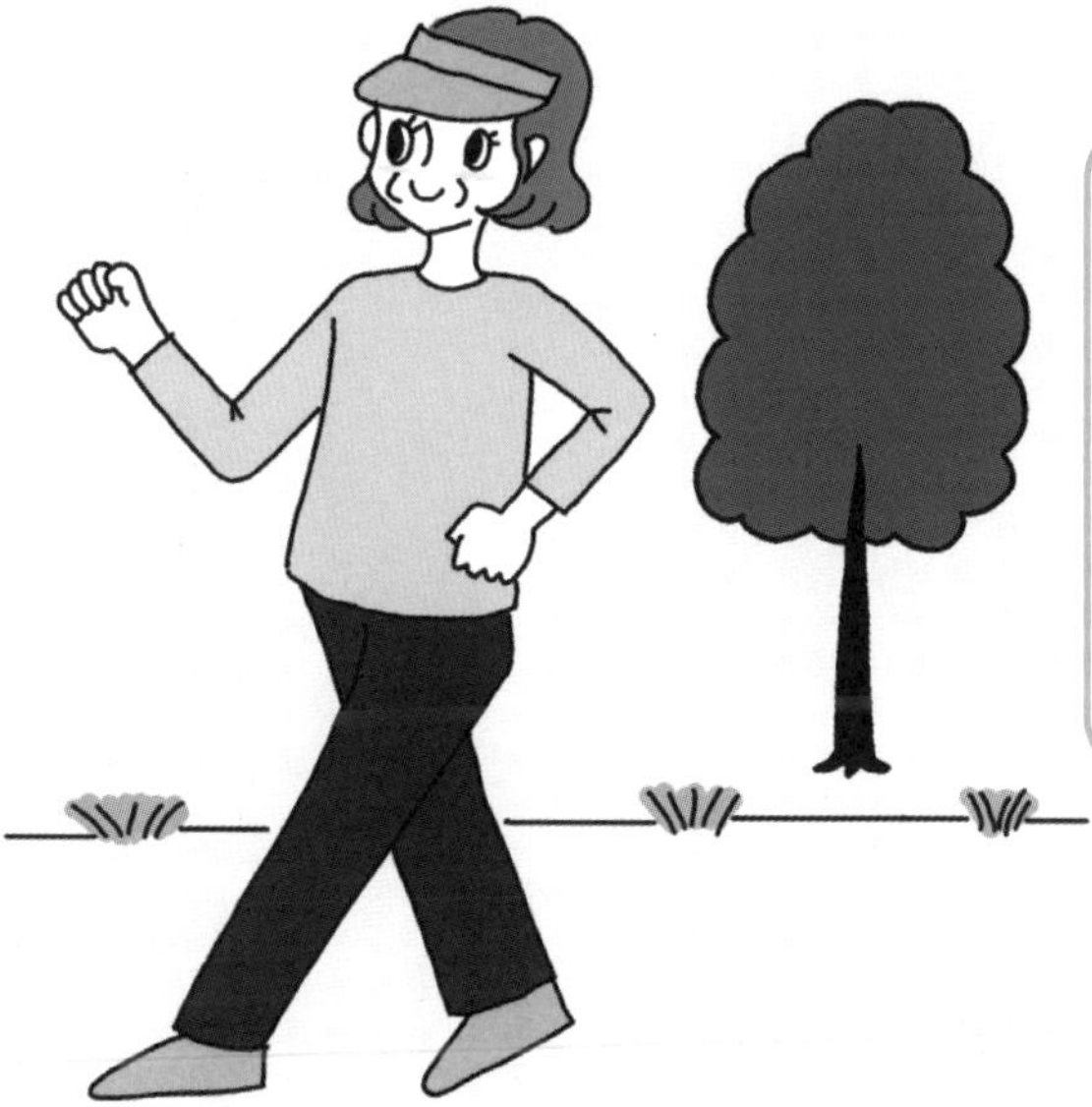

・マイペースで自然の中を歩く

・楽しい話題でおしゃべりする

・好きな音楽を聞く

・テレビドラマを見る

・アロマやお香を焚く

・好きなものを食べる

……などなど

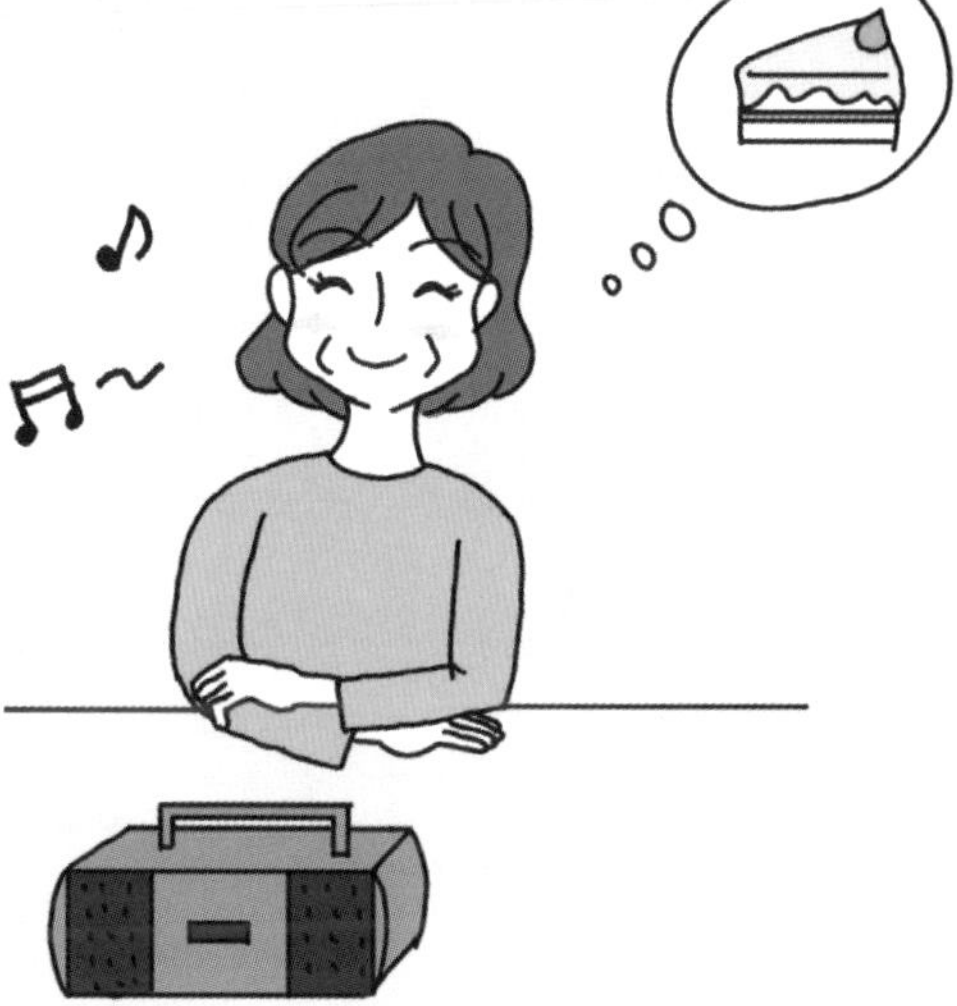

Q 24 保存療法とはどんな治療法なのですか。

日常生活の姿勢や運動が大切です。

保存療法とは何か

保存療法とは、手術以外の治療の総称です。保存療法には、日常生活や仕事上の姿勢や動作の工夫、薬物療法、装具療法、ブロック療法、理学療法、運動療法があります。

日常生活や仕事上の姿勢や動作の工夫は、腰に負担をかけないという点から、神経障害の型式に関係なく大切です。

たとえば、脊柱管狭窄症に伴う症状は脊柱管が狭くなり、馬尾や神経根を圧迫して症状を起こすので、脊柱管が広くなる姿勢や動作を心がけることが必要です。

例えば、腰を反らさないようにすること、または寝ている時に膝の下に枕を入れて脊柱管が狭くならないようにすることが一つの工夫です。立ち仕事では、足台を使って腰が反らないようにして脊柱管が狭くならないような工夫が必要です。

装具療法は、腰椎の伸展制限や腰部の安静保持の目的で用いられます。軟性コルセットがその代表です。

また、装具を装着することで自分の腰の状態を認識させ、日常動作に注意を払うという目的もあります。

薬物療法では、抗炎症薬（NSAIDs'Non-Steroidal Anti-Inflammatory Drugs）を代表とする鎮痛薬、神経や脊柱管を構成している組織の血流を改善させる血流改善薬、神経の機能を改善する神経機能改善薬、筋肉の機能を整える筋《きん》弛《し》緩薬《かんやく》などがあります。

ブロック療法とは、痛む部位の神経の近くに麻酔薬や場合によりステロイド剤を混ぜて注射をする手技です。ブロック療法は、劇的な鎮痛効果のため、臨床の現場では広く用いられています。

よく使われているのは、硬膜外ブロックと神経根ブロックです。ただ、ブロックを実施することによる合併症に対する危惧があるので、どこの施設でも行われるという治療手技ではありません。

運動療法は、身体を様々な手技で腰部脊柱や下肢を動かして腰や下肢の動きを良くします。

その手段としては、歩行（ウォーキング）を含む日常生活や仕事上での身体の運動、様々なストレッチや筋力強化運動が含まれます。

腰に負担をかけない寝方や眠り方

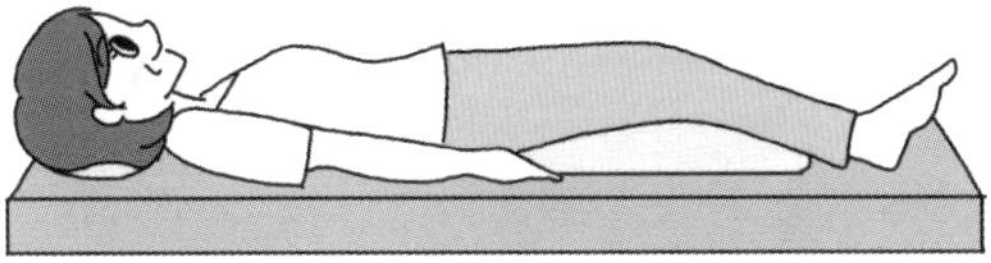

仰臥位：枕は後頭部から頂部、両肩部まで幅広く支持するような大きめのものを選ぶ。

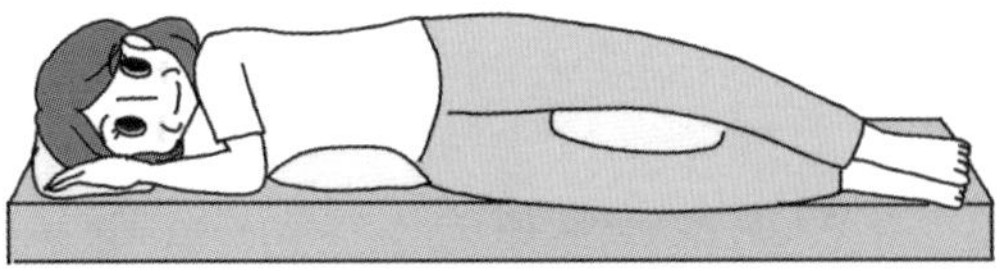

側臥位：適切な高さの枕を頭部、側腹部に置き、脊柱がまっすぐになるようにする。

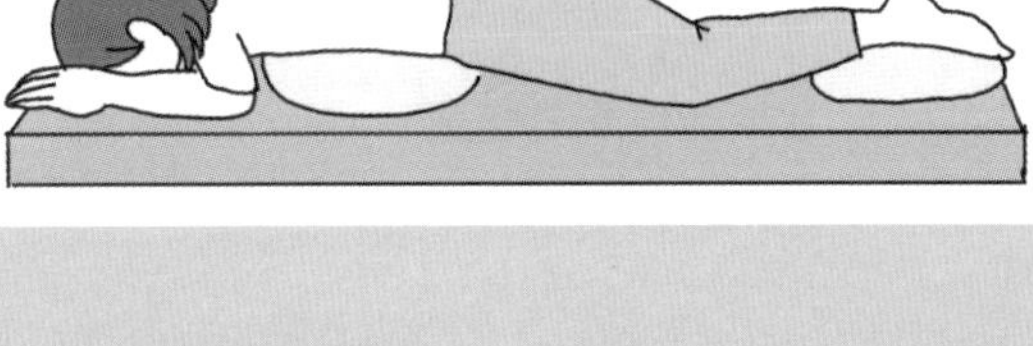

腹臥位：大きめの枕を抱えるようにする。

自分に合った姿勢を見つけよう

座っているときの腰にいい姿勢

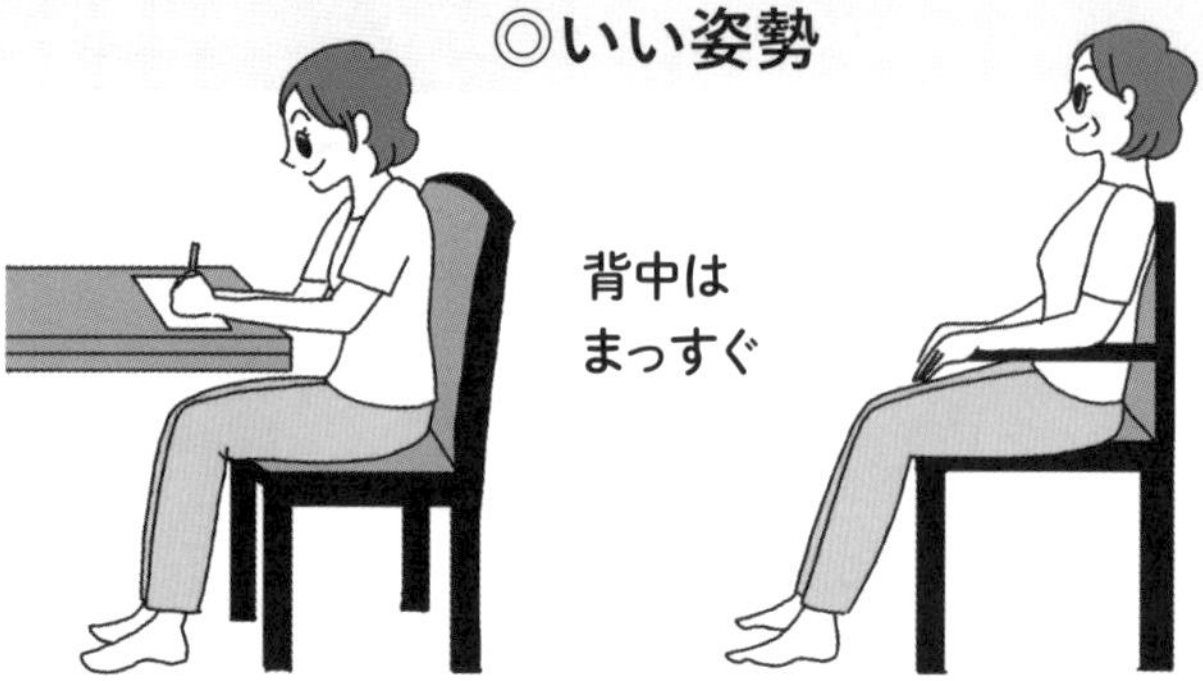

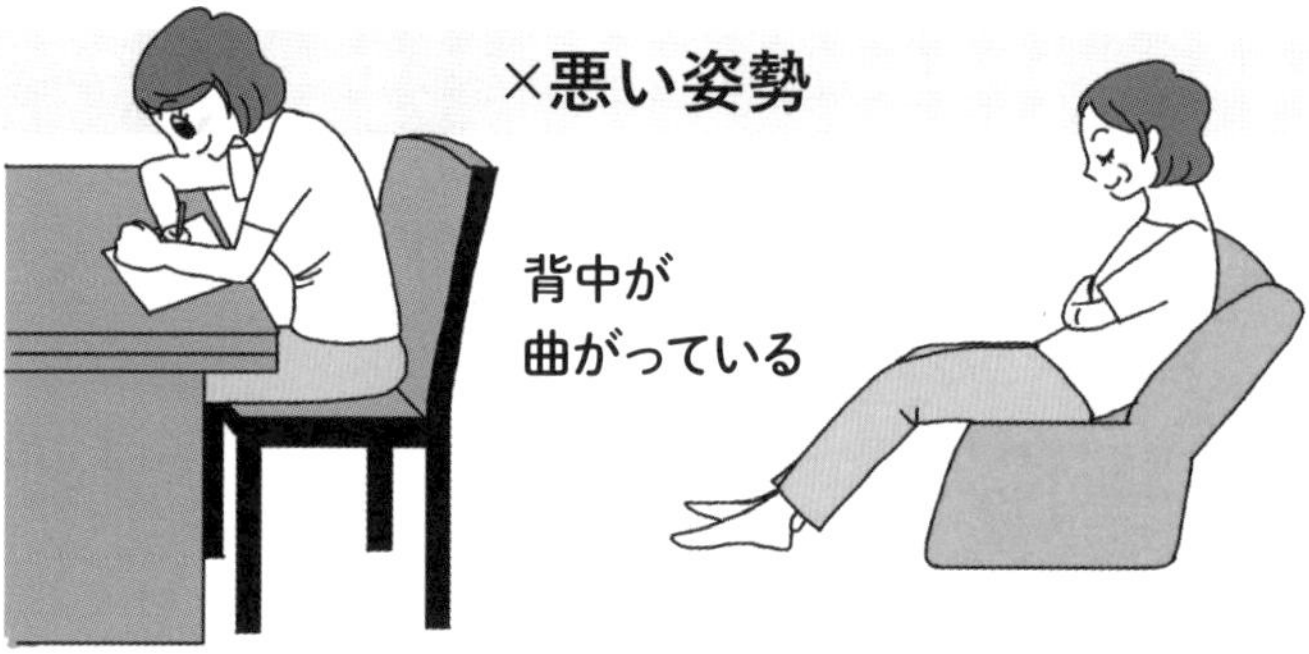

低すぎる机、柔らかすぎる椅子にも注意！

立つときのいい姿勢

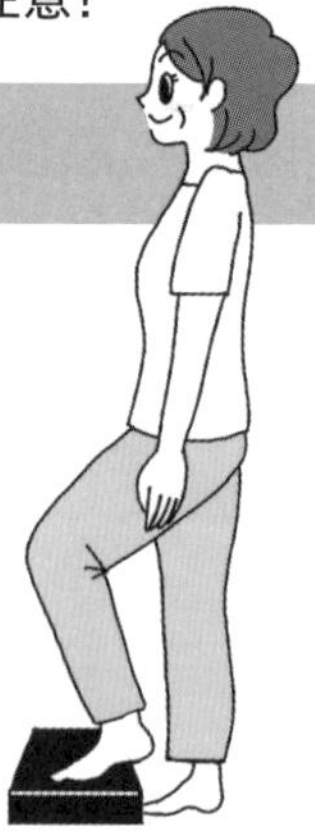

片足を台の上にのせて、膝と股関節を軽く曲げます。
これにより腰椎の過度の前弯を防止できます。

立ち上がり、起き上がるとき

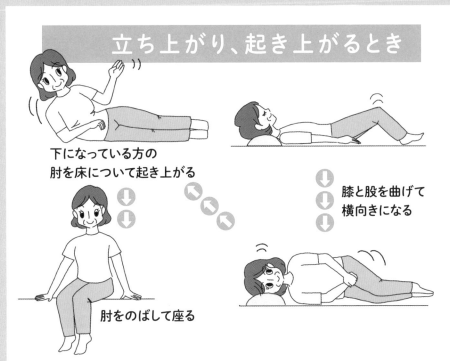

下になっている方の
肘を床について起き上がる
膝と股を曲げて
横向きになる
肘をのばして座る

ものを持ち上げるとき

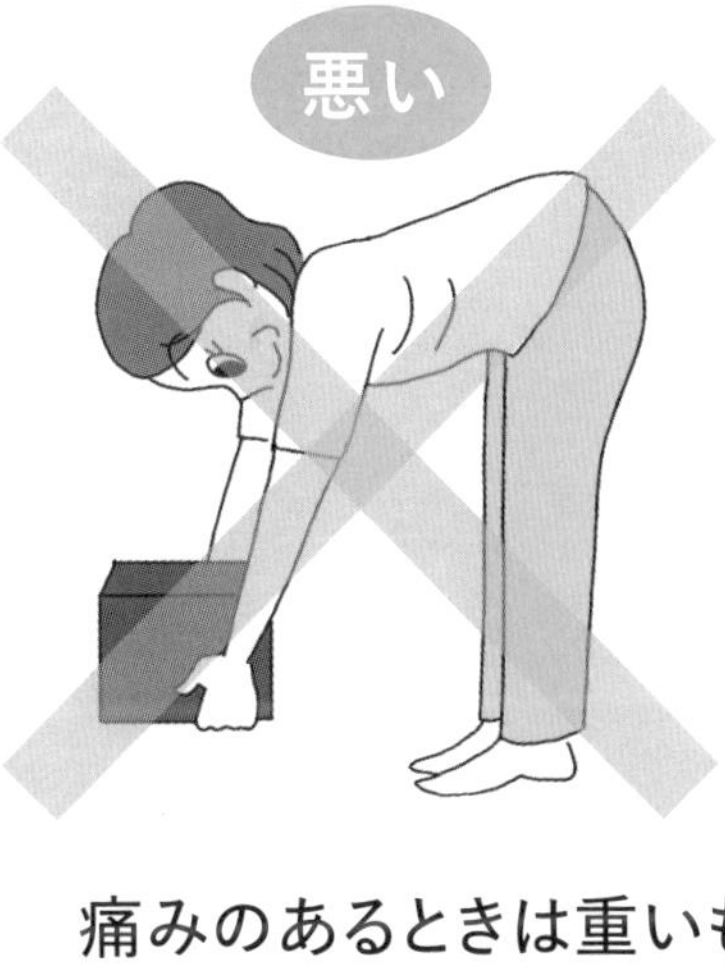

悪い

できるだけ品物を体に近づけて背中を伸ばしたまま物を抱くようにして腹に力を入れ、股を曲げて持つようにします。

痛みのあるときは重いものを持つことは避けてください。

Q25 保存療法の効果はどうですか？

保存療法は症状が軽いときに行われます。

第一選択が保存療法

腰部脊柱管狭窄症に対する保存療法は、神経障害型式に関係なく、症状が軽い場合に適用されます。

また、神経障害型式別にみると神経根型（痛みが主たる症状）では、手術に至ることが多くはありません。

したがって、保存療法が第一選択となります。馬尾型でも軽度の場合や手術が困難な場合には保存療法が適用されます。

残念ながら、どの保存療法でも未だ確固たる有効性を示す強力なエビデンスは、現時点では十分ではありません。

つまり、治療せずに放置した場合と比べて、何らかの保存療法を行うことにより、より早く、あるいはより多くの人が良くなるという証拠は得られていないのです。

また、長期間経過した後、保存療法を行った人としなかった人との間に差があるかどうかもわかっていません。

保存療法を行っていて症状が軽減しない場合、あるいは何らかの副作用と思われる症状が起きた場合には、他の治療法に切り換えるか、その治療を中断する必要があります。

手術しないことも多い！

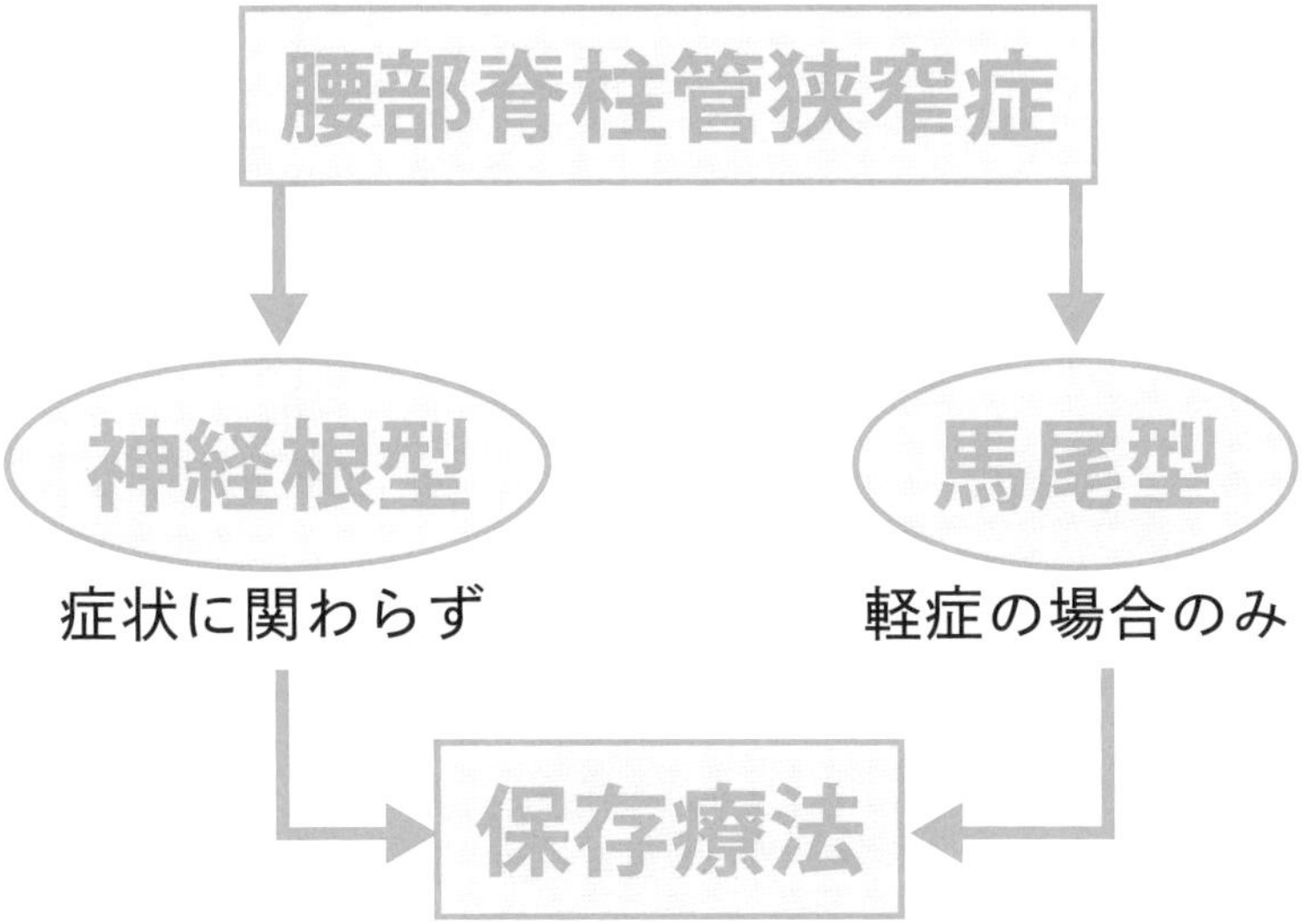

まずは保存療法

（薬物療法・日常生活上の注意）

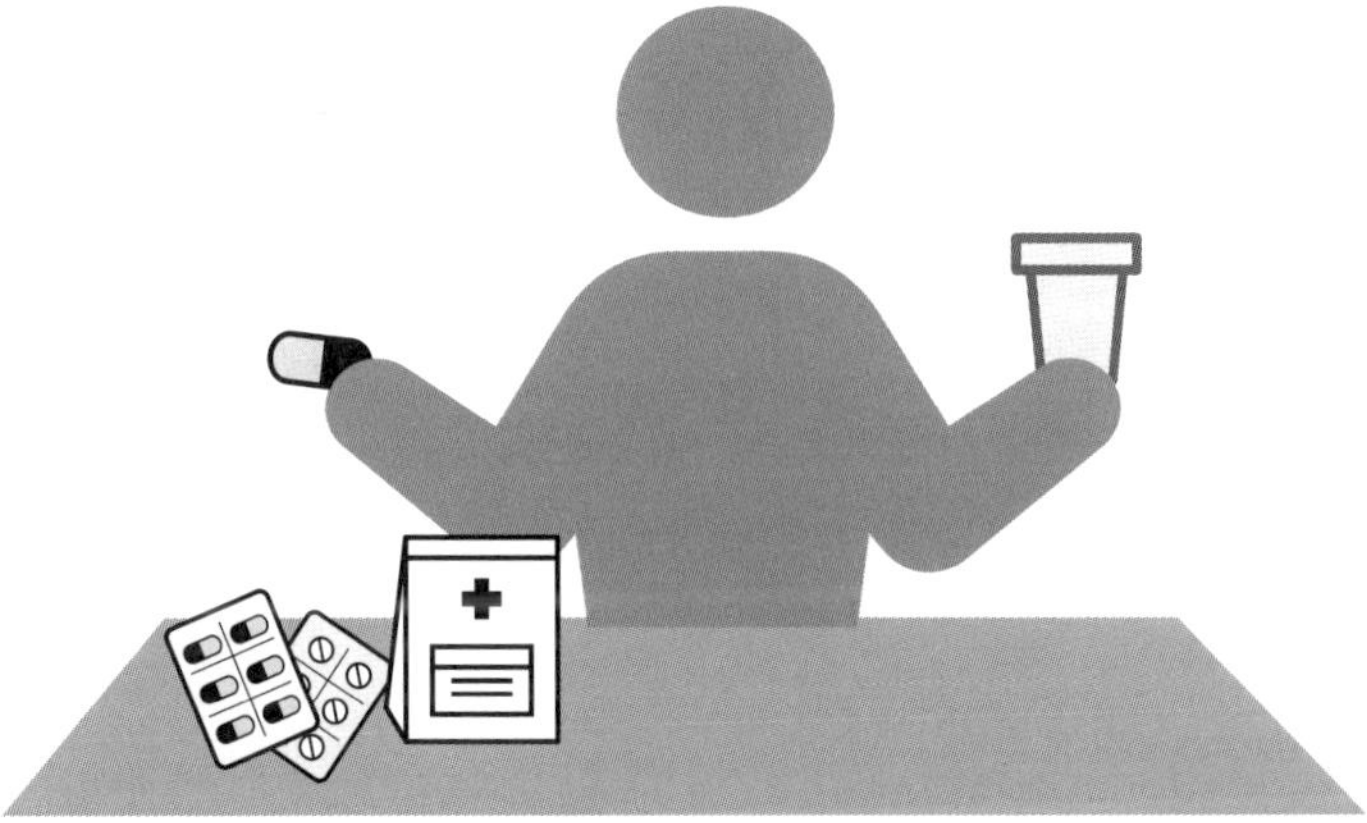

Q 26 脊柱管狭窄症ではどの薬が処方されますか？

主に「NSAIDs」などが処方されます。

NSAIDsの効用と副作用

脊柱管狭窄症の薬物療法では、下肢の痛みに対してＮＳＡＩＤｓ（Non-Steroidal Anti-Inflammatory Drugs, 非ステロイド性消炎鎮痛薬）が広く用いられます。

しかし、Ｑ25で述べた様に、下肢痛（神経根性疼痛）に対する鎮痛薬物療法の有効性は、現時点ではエビデンスとしては低いということが知られています。

また、ＮＳＡＩＤｓには様々な副作用もあります。

服用する薬剤の種類や服用期間は、痛みの程度を考えて担当医と相談して決めるのが良いと思います。

その他に、脊椎の筋肉や神経の血流改善を目的として血管拡張薬、あるいは筋弛緩薬、ビタミン薬、抗ウツ薬が用いられています。

残念ながら、これらの薬剤の有効性についても現時点ではエビデンスが確立されているとは言えません。

したがって、担当医と相談のうえ費用と効果を考えたうえで処方してもらうかどうかを決めることが必要です。

足の痛みが消える！

主に用いられる薬＝NSAIDs（非ステロイド性消炎鎮痛薬）

その他は、血管拡張薬、筋弛緩薬、ビタミン薬など

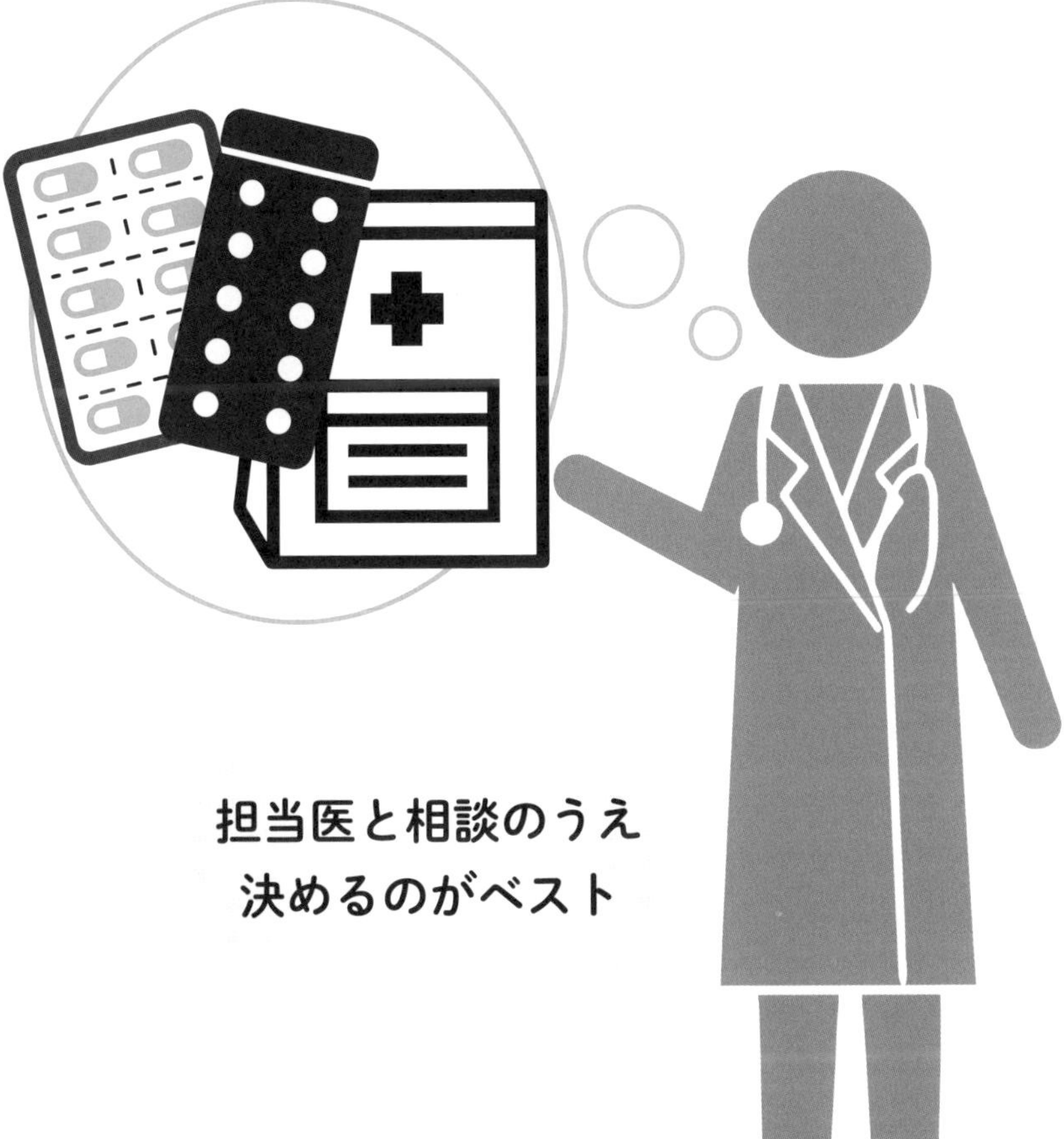

担当医と相談のうえ
決めるのがベスト

Q27 鎮痛薬に副作用の心配はありませんか？

鎮痛薬にも副作用はあります。

長期投与には注意！

鎮痛薬は患者さんの苦痛をやわらげるという点では良いのですが、副作用もゼロではありません。副作用として最も怖いのは、ＮＳＡＩＤｓ（非ステロイド性消炎鎮痛薬）を原因とする消化管の潰瘍です。

また、ＮＳＡＩＤｓによる腎障害は元の状態に戻らなくなることがあるので、高齢の人が長い間、服用するときには特に注意する必要があります。ＧＦＲ（糸球体濾過量）が60mℓ／分／１・７３㎡未満の場合、ＮＳＡＩＤｓは慎重に服用する必要があります。さらには、ＮＳＡＩＤｓは感情表現を乏《とぼ》しくしてしまうという報告もあります。

腰痛に対する鎮痛薬として一般的に勧められているアセトアミノフェンも副作用がないわけではありません。アセトアミノフェンを鎮痛薬として服用することを考え直す必要があるという報告さえあります。

また、アセトアミノフェンを過剰に使用することは致命的になる可能性もあります。したがって、アセトアミノフェンだからといって漫然と長期間服用し続けることは避けたほうがよいでしょう。

以上のようなことを考えると、鎮痛薬を漫然と服薬し続けることは、リスクを抱えることになります。長期にわたり服用する場合には、担当医に相談して他の治療法と組み合わせるなどして、できるだけ早く服用を減らしたり止めるのが良いと思います。

メリットとデメリットがある！

鎮痛薬

メリット　痛みがやわらぎ楽になる

デメリット　副作用がある

	効　果	副作用
NSAIDs （非ステロイド性消炎鎮痛薬）	鎮痛・解熱 抗炎症作用	胃腸障害 心臓・腎臓 への影響
アセトアミノフェン	鎮痛・解熱 作用	腹痛　下痢 重篤な肝障害

鎮痛薬を
長期間
飲み続ける
▶ **NG**

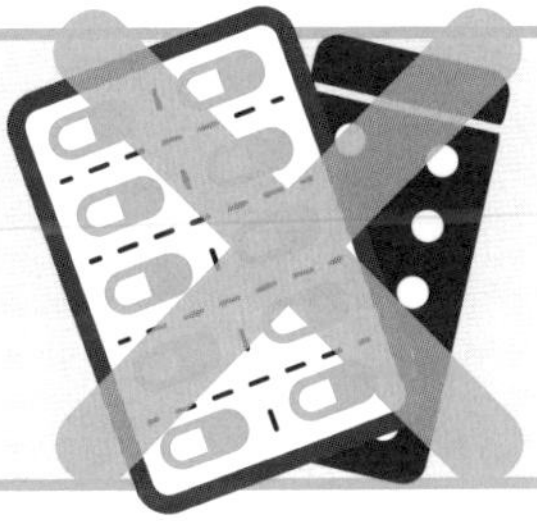

●長期の服用は避けよう●

運動療法やマインドフルネス（瞑想などをおこない心を落ち着けることで、ストレス軽減や集中力を向上させる）など他の治療法と組み合わせて、できるだけ薬の服用を減らしていくことが大切。

Q 28 血管拡張薬の効果はどうですか？

血管拡張薬の効果は不明です。

担当医と相談する

脊柱管狭窄症の症状が発生する要因には、神経組織への血流が関係していることは動物実験で明らかにされています。

神経組織の栄養は脊髄液と血流から供給されています。動物実験では、血管拡張薬の投与により神経組織の血流が増え、神経機能も改善されることが明らかにされています。

しかし、残念ながら、実際の臨床では血管拡張薬の投与によって明らかに症状が軽くなったという有力なエビデンスは、大規模な臨床の調査では現在のところありません。

したがって、効果があるかどうかは、担当医と相談して効果があれば服用を続けるのも良いでしょう。しかし、効果があまり感じられなければ、他の薬に切り換えるか、服用を中止した方がよいでしょう。

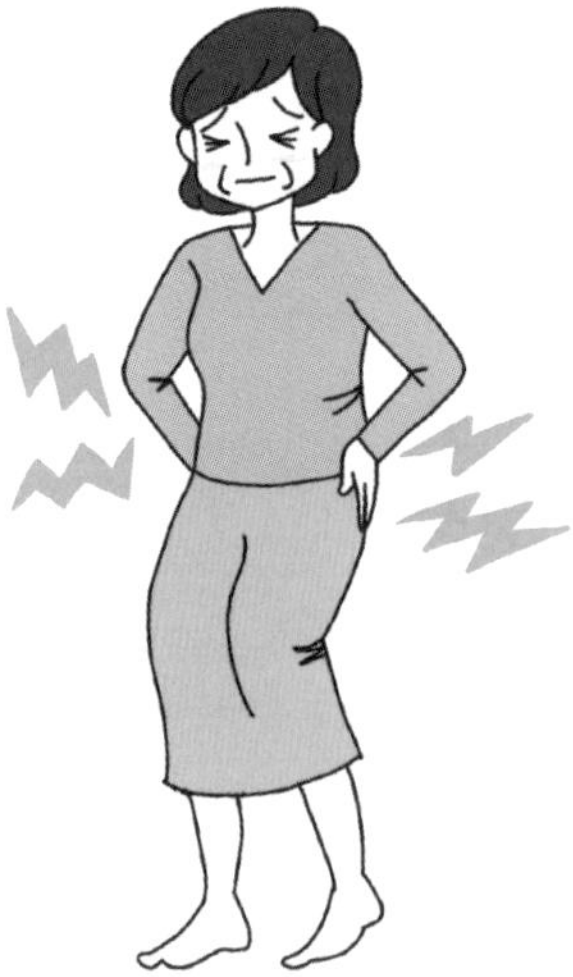

鎮痛薬だけでは痛みがとれない

血管拡張薬

プロスタグランジン E1 製剤
（オパルモン、プロレナールなど）

神経組織の血管を広げることで血流が増え、神経機能が回復される

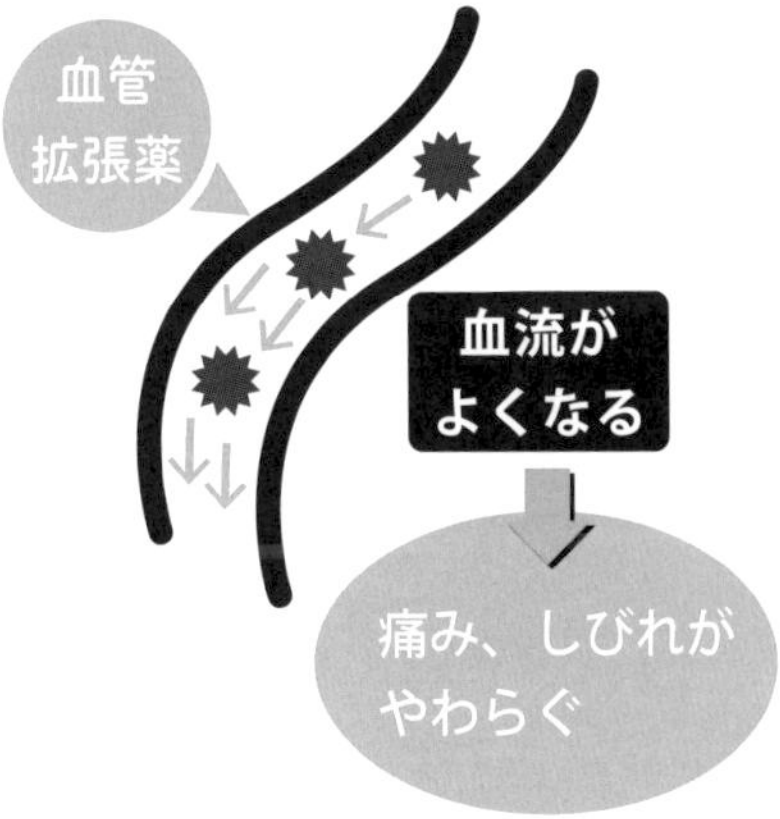
血管
拡張薬
血流が
よくなる
痛み、しびれが
やわらぐ

副作用

頭痛　動悸　下痢
吐き気　眠気　発疹など

効果が感じられない時は、
他の薬に切り替えるか、服用を中止しよう

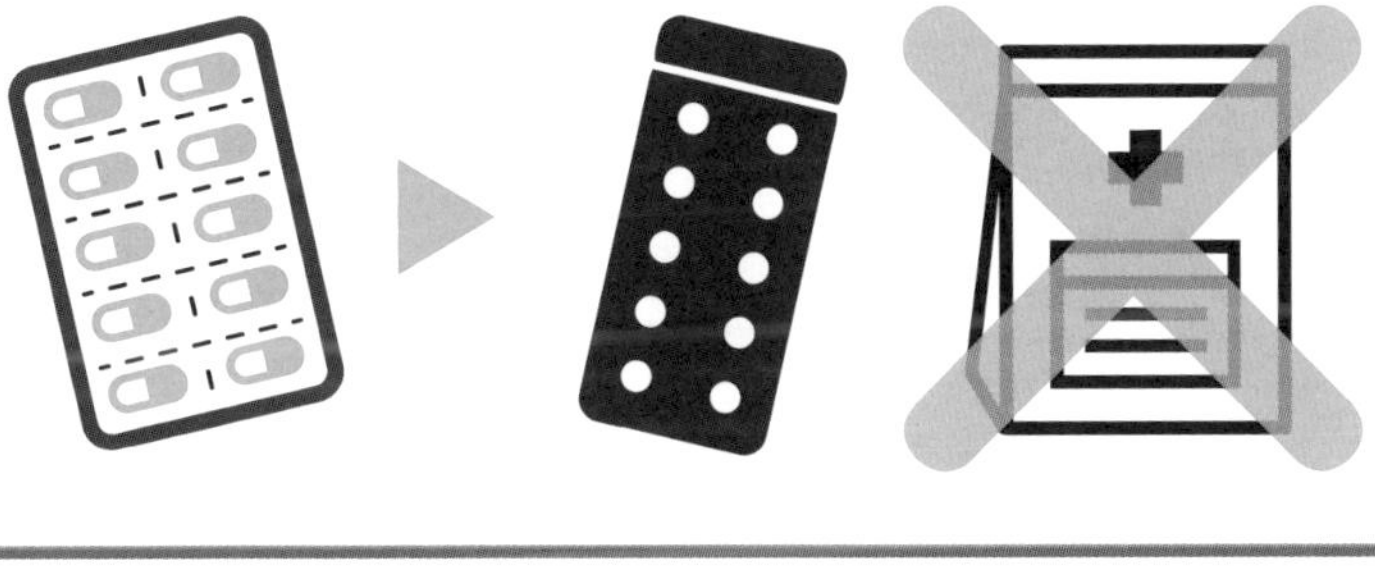

column 3

治療の効果が見られないときはどうする？

脊柱管狭窄症で保存療法を続けていったときの経過

↙ 改善　↓ 横ばい　↘ 悪化

　これらはほぼ同じ割合になるとされています。まずは担当医に相談しましょう。

改善している場合

基本的には治療の継続を考えます。

横ばいの場合

横ばいとは、よくも悪くもならない状態のことです。医師と相談して原因を確かめ、その後の治療方針を検討します。

悪化している場合

この場合は注意が必要です。

その治療を継続しても症状の改善は難しいでしょう。

早急に治療方法を見直し、手術も視野に入れてください。

治療を続けても改善しない場合に考えられること

①わかりにくいが効果は出ている

まずはこちらの可能性が考えられます。

「よくも悪くもならない」という状態は、治療によって一定の効果が出ているおかげで、症状が悪化せずに今の状態を保つことができている、という見方をすることもできます。

チェックポイント

■歩ける距離や時間が変わっていないか？

■普段の生活においてできないことが増えていないか？

そのまま治療を継続することも考えられる。

②治療が合っていなかった

治療をしたのに症状が改善されず続いている場合、その治療法が合っていないと考えられます。漫然と続けるのではなく、ほかの保存療法に切り換えるか、手術を検討しましょう。

チェックポイント

■神経障害型式に合った治療ができているか？

■治療に効果が感じられないのに、続けてしまってないか？

筋弛緩薬は鎮痛薬とともに処方されます。

痛みやしびれ、機能低下時に処方

脊柱管狭窄症では、下肢に痛みやしびれが起こります。

同時に、下肢の筋肉は神経の機能が低下して、収縮してこわばったり、思うように力が出せなくなります。

このように、筋肉の機能が十分に発揮されていない状態に対して、筋弛緩薬が処方されます。

しかし、筋弛緩薬が腰部脊柱管狭窄症の症状に効果があるという強力なエビデンスは現時点ではありません。

ただ、筋弛緩薬は他の薬と比較しても強い副作用は報告されていません。そのため、筋弛緩薬は鎮痛薬としてのＮＳＡＩＤｓとともに処方されることが一般的です。

以上のようなことから、筋弛緩薬は、効果が感じられない場合には、担当医と相談して処方を中止しても問題ないと思います。

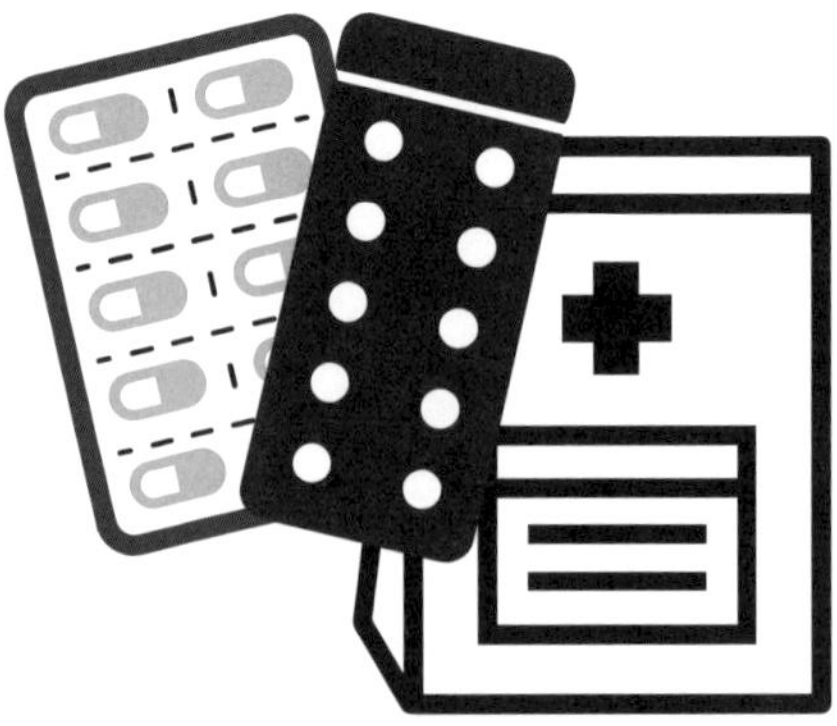

筋肉の緊張による
痛み、しびれ

力が
出ない

筋肉の
こわばり

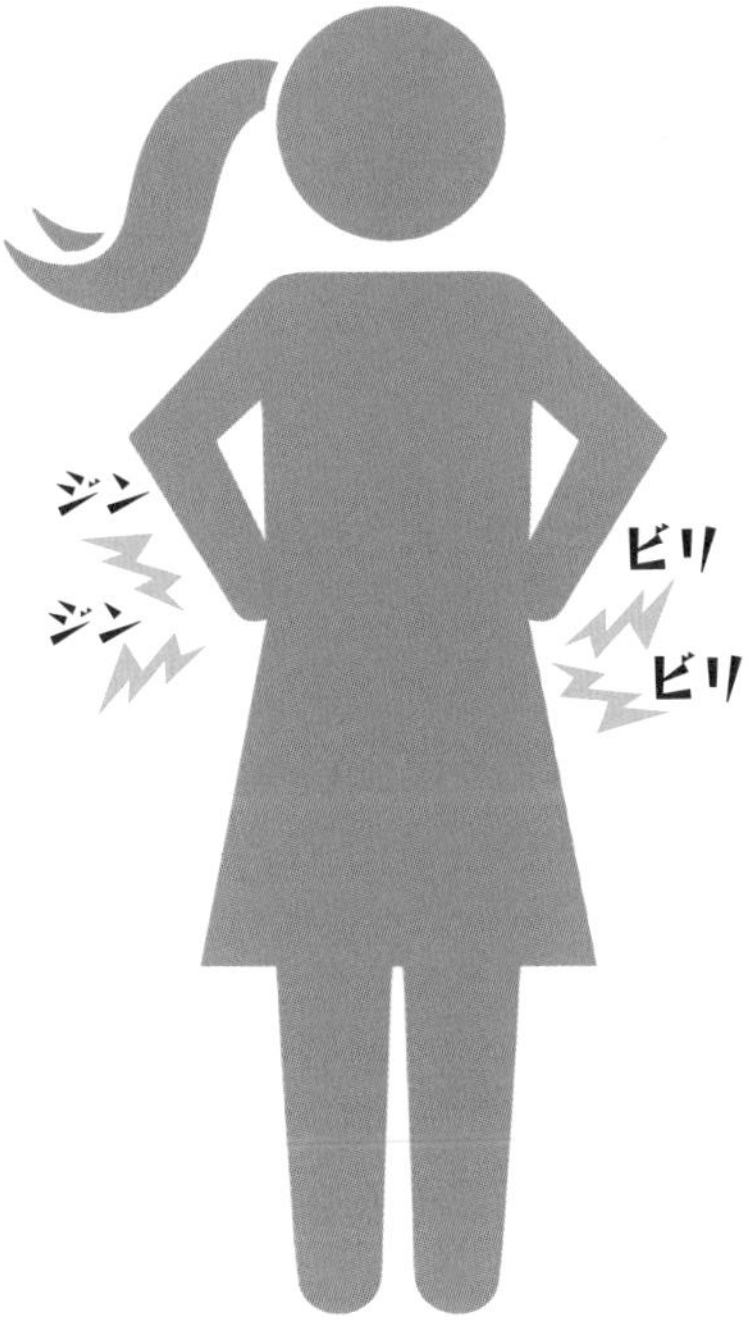

筋弛緩薬

脳から筋肉への緊張の伝達をおさえ、痛みやしびれを緩和させる作用がある。

NSAIDs（非ステロイド性消炎鎮痛薬）とともに処方される

副作用……めまい　吐き気　発疹など

強い副作用はないので、効果が感じられなければ、担当医と相談して使用を中止してよい。

Q 30 神経障害性疼痛治療薬とは、どんな薬ですか？

神経障害性疼痛治療薬は痛みを軽くします。

必要があります。

治療薬を使うべきか

腰部脊柱管狭窄症に伴う疼痛は、**神経障害性疼痛**に分類されます。近年まで神経障害性疼痛に効果的な薬はなく、その治療に難渋していました。しかし現在では、神経障害性疼痛に対する薬が発売されています。ただ、広く使われてはいますが、腰部脊柱管狭窄症に有効だという確固としたエビデンスは現時点ではまだないというのが現状です。

したがって、神経障害性疼痛の治療薬を処方されて、痛みやしびれが軽くなるようであれば服用を続けてよいと思います。

あまり効果が実感できない場合には、担当医と相談して薬を変えてみたり、または中止を考える

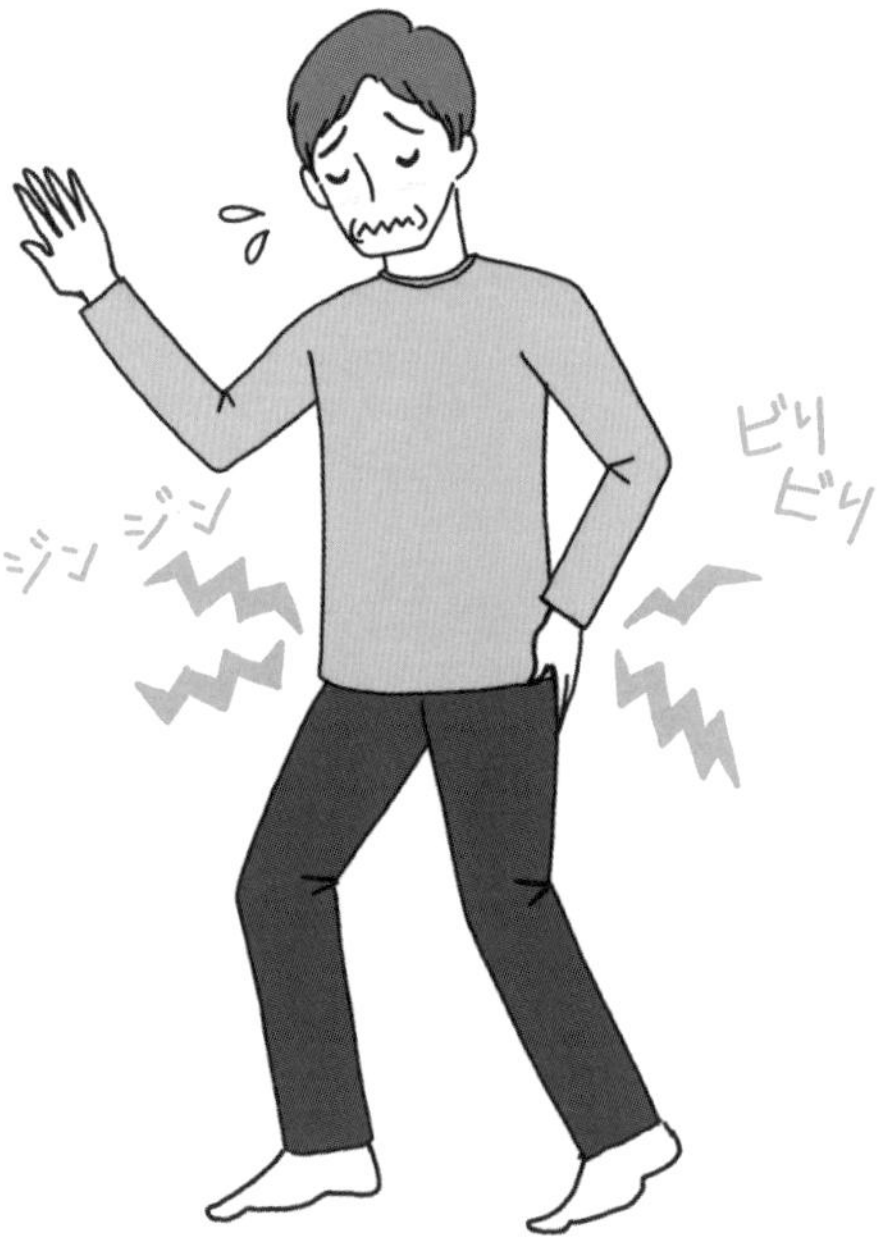

神経障害性疼痛治療薬

プレガバリン（リリカなど）

脊柱管の中の神経が圧迫されて、神経が異常に興奮した状態 → 痛み・しびれ

神経障害性疼痛治療薬には、
痛みを伝える物質の放出を
おさえる作用がある。

（痛み・しびれが改善される）

副作用　めまい　眠気　むくみ　便秘など

従来の鎮痛薬で効果がなかった人にも
効果が出ることがある

担当医と相談して処方してもらおう

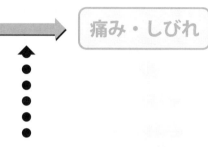

Q 31 ビタミンB12製剤には、効果がありますか？

ビタミンB12は傷んだ神経を修復します。

ビタミンB12とは

ビタミンB12製剤は、末梢神経の再生を促す効果があるとされています。

腰部脊柱管狭窄症で馬尾や神経根が圧迫されて機能が低下すると、下肢にしびれが起こります。ビタミンB12製剤には傷んだ神経の修復を促す働きがあります。

腰部脊柱管狭窄症に対するビタミンB12製剤の効果については十分なエビデンスが現時点では確立されていません。

したがって、ビタミンB12製剤を服用して効果がある場合には服用を続けて良いと思います。もしあまり効果が感じられない場合、あるいは何らかの副作用（発疹、食欲不振、吐き気・嘔吐、下痢など）が出る場合には、担当医と相談して中止したほうがよいでしょう。

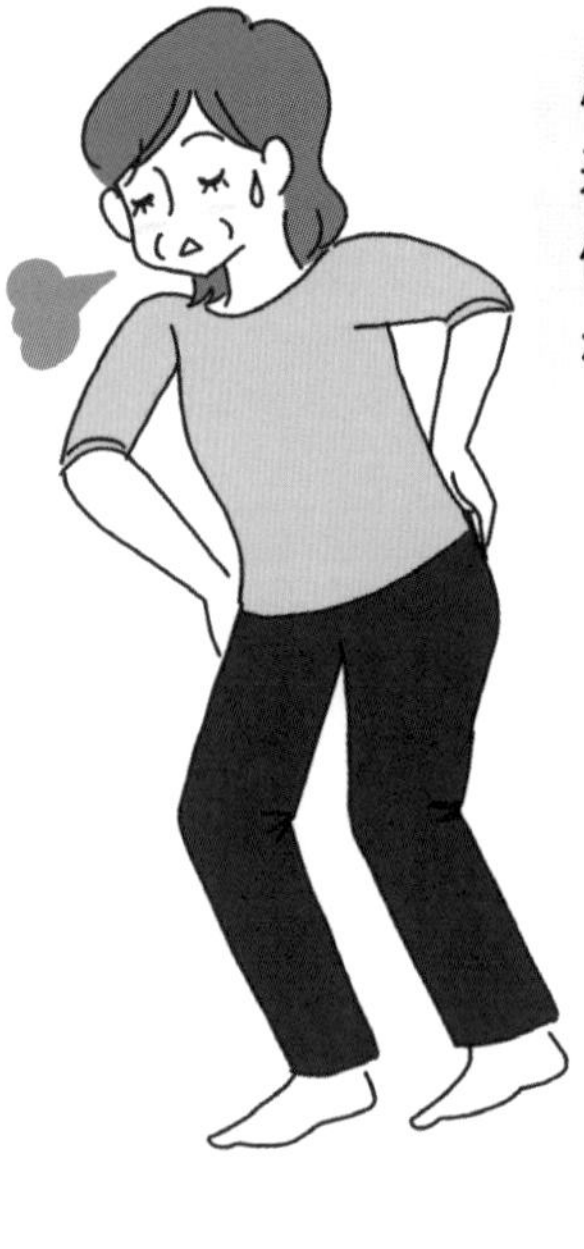

馬尾や神経根が圧迫されると機能が低下し下肢にしびれが起こる。

ビタミン B_{12} 製剤の効用

（メコバラミン、など）

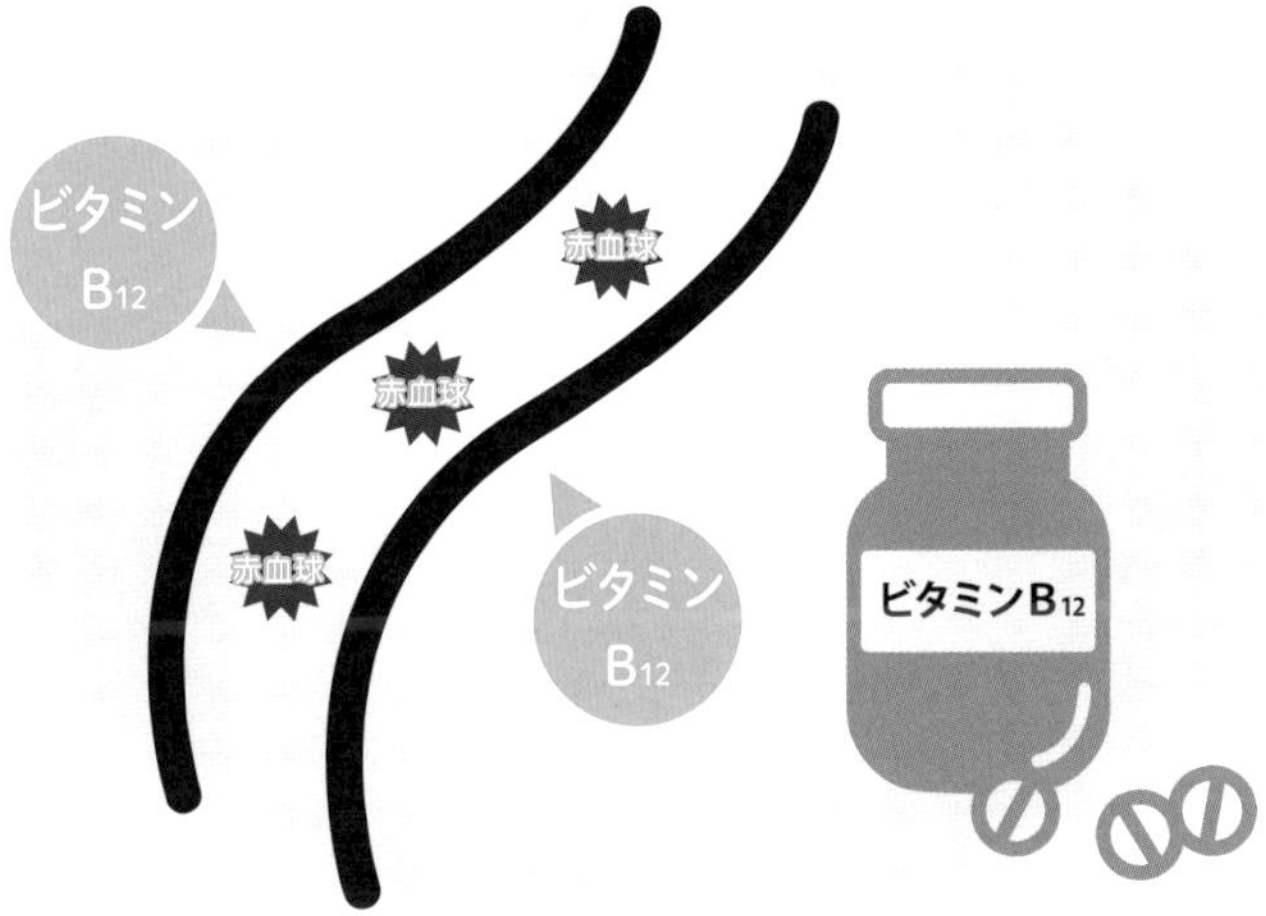

ビタミン B_{12} 製剤には、
ヘモグロビンの合成に関わり、
傷んだ末梢神経を修復する作用がある。

副作用　発疹　食欲不振　吐き気　下痢など

Q 32 脊柱管狭窄症の治療で抗ウツ薬を使うのはなぜ？

抗ウツ薬は副作用に注意します。

処方されている場合、副作用（吐き気、眠気、口の渇き、頭痛、めまい、便秘など）に注意しながら効果をみていく必要があります。

抗ウツ薬は効くのか

抗ウツ薬はウツ病やウツ状態を改善する薬として広く使われています。

慢性の痛みが長く続くと脳の他の機能に影響して、判断力や意欲といった働きが低下してウツ状態に陥ることがしばしばあります。また、痛みは不安、恐怖、悲しみなどの感情を引き起こします。

抗ウツ薬は、脊柱管狭窄症に伴う痛みや歩行障害により意欲が失われ、将来への不安や恐怖で日常の仕事や生活が損なわれ健康障害まで及ぶことを防ぐ意味で処方されます。

ただ、その効果に関しては現時点ではエビデンスが十分には確立されていません。

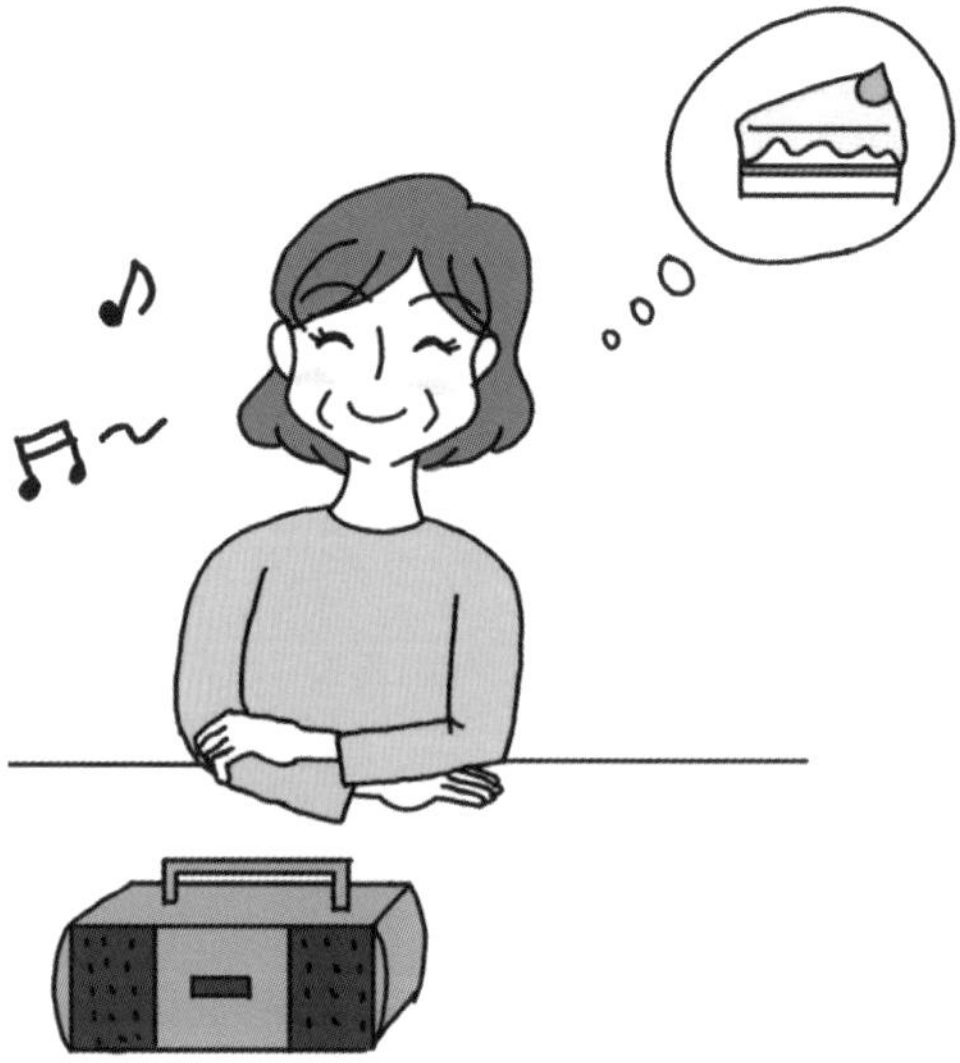

痛みが続くとウツになることも！

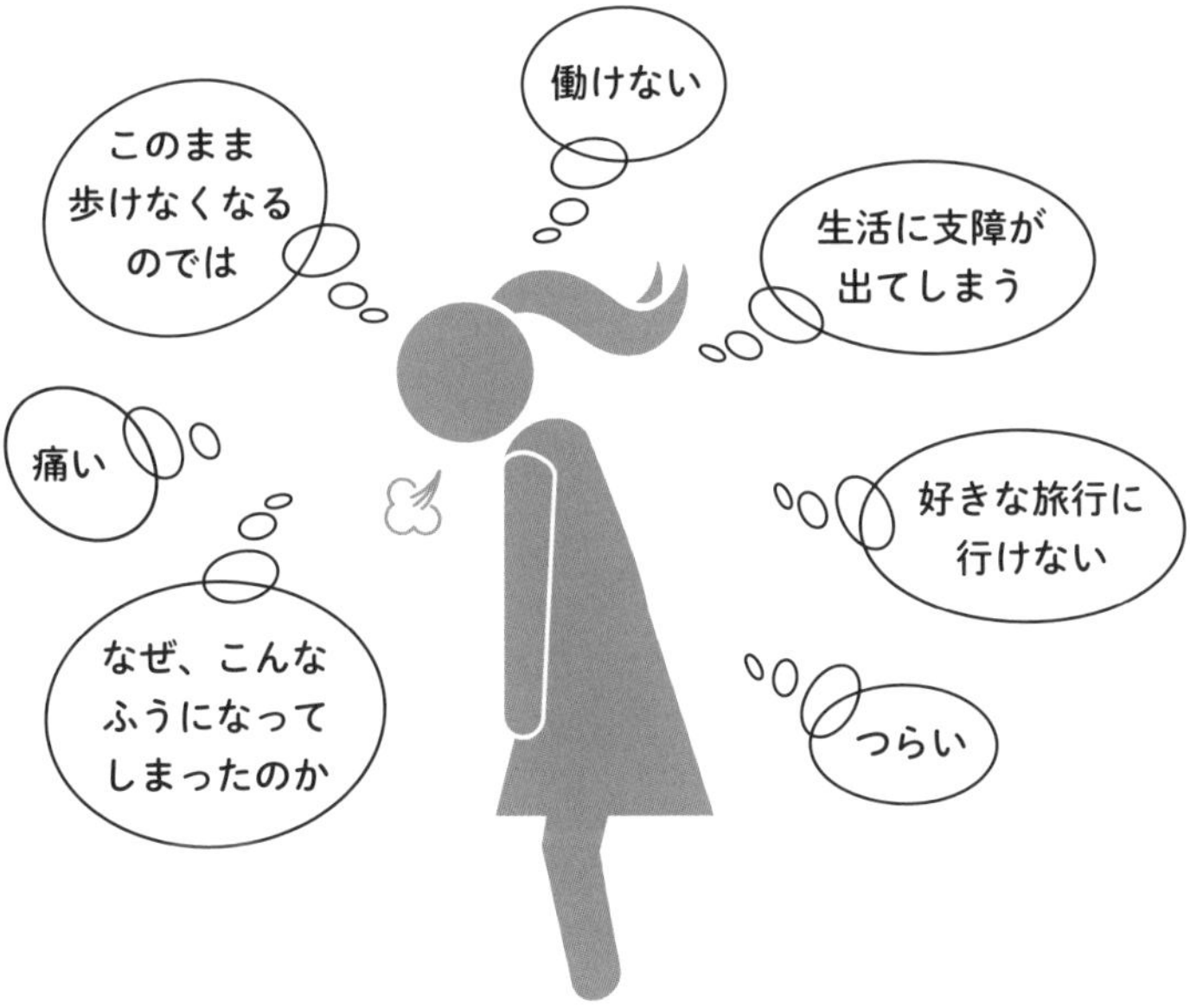
働けない
このまま
歩けなくなる
のでは
生活に支障が
出てしまう
痛い
好きな旅行に
行けない
なぜ、こんな
ふうになって
しまったのか
つらい

痛みが長く続く ▶ 気分が落ち込む ▶ 痛みをおさえる働きが低下 ▶ 脊柱管狭窄症の症状がさらに悪化

そんな時は

抗ウツ剤 不安や恐怖心をとりのぞく

副作用 吐き気　眠気　めまい　頭痛など

Q
33
薬が効かなくなったら増やしたほうがいいですか？

薬の服用はほかの療法と組み合わせます。

薬が効かなくなった時

薬物療法では、長期間服用を続けると薬剤の効果が得られにくくなることがあります。

もし、薬が効かなくなった場合にはどのように対処すべきかを、担当医と相談することが必要です。

また、薬を増量する前に考えるべきことがあります。それは、**他の治療法とどのように組み合わせるか**ということです。

例えば、日常生活での身体の動かし方、運動療法、マインドフルネス、認知行動療法（認知に働きかけて気持ちを楽にする精神療法）など、他の治療法と組み合わせて薬剤の増量を抑えることが第一選択です。

勿論、薬剤を増やす場合もあります。その場合には、副作用の問題が出てきます。したがって、治療効果のメカニズムが異なる薬剤を処方してもらうことも選択の一つだと思います。

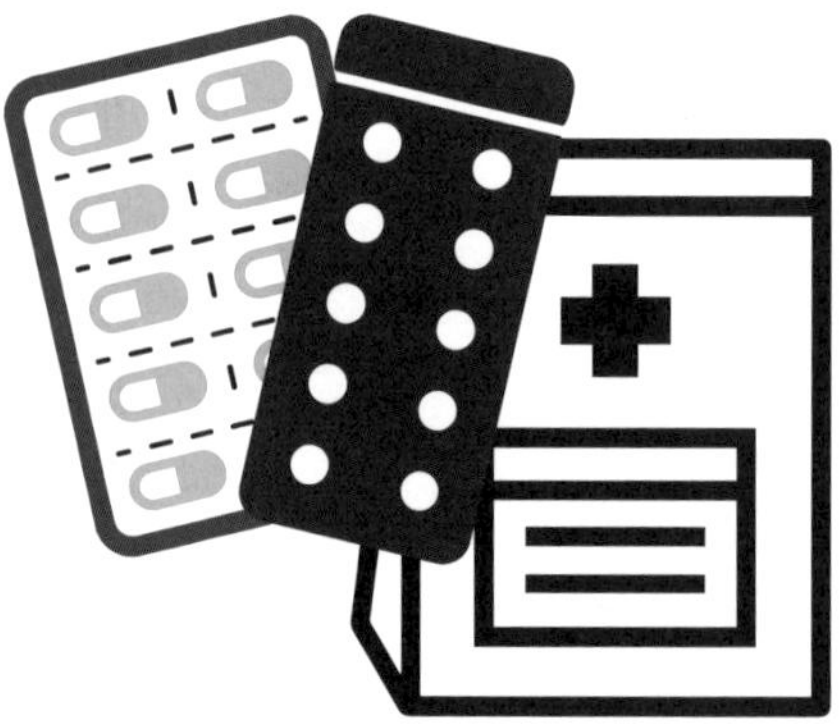

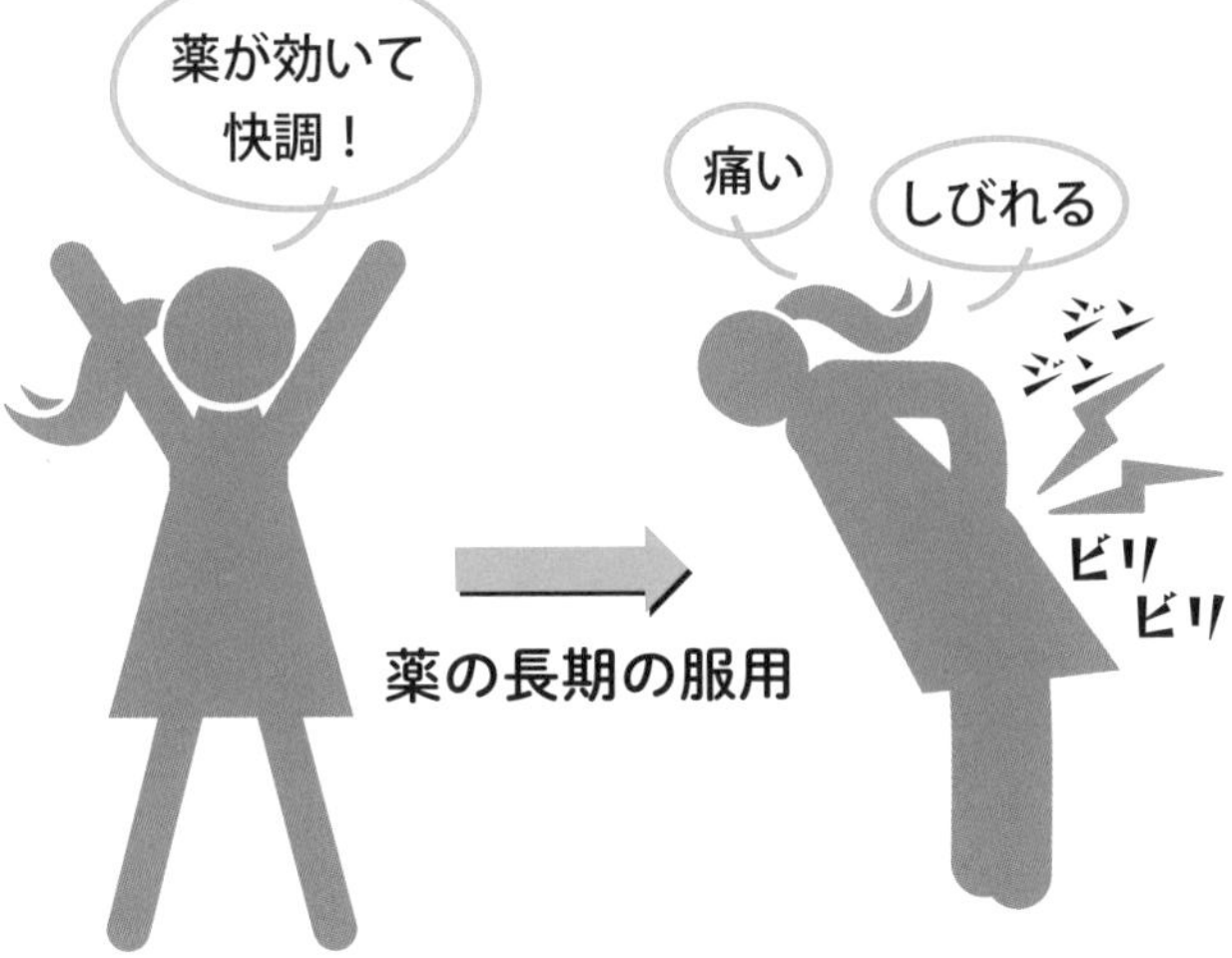

薬を長期間服用することで
効果が得られにくくなる

他の治療法と組み合わせてみよう

日常生活での身体の動かし方	運動療法	マインドフルネス	認知行動療法

できるだけ薬の増量はおさえる

薬を増やす場合もあるが、効果が異なる薬を処方してもらうなど、できるだけ副作用を避けられる方法を担当医と相談の上決めていこう。

Q 34 漢方薬はどのくらい効きますか？

漢方薬はすぐに効果はあらわれません。

漢方薬は効くのか

腰部脊柱管狭窄症に対する薬物療法の一つとして広く使われています。

漢方薬は西洋医学の薬剤と異なり、**効果があらわれるまでに時間がかかります。**

また、有効性に関するエビデンスも現時点では十分確立するまでには至っていません。

したがって、処方を希望する場合には担当医と相談して、西洋医学の薬剤と組み合わせるなど適切な処方を考えてもらうことが良いと思います。

腰部脊柱管狭窄症の症状に特に有効な漢方薬はありません。

一般的には、芍薬甘草湯《しゃくやくかんぞうとう》は筋肉のけいれんを伴う疼痛（こむら返り）に処方されます。

牛車腎気丸《ごしゃじんきがん》は腰下肢痛やしびれ、排尿障害に効果があるとされています。

また、八味地黄丸《はちみじおうがん》や疎経活血湯《そけいかっけつとう》は腰痛、神経痛に効果があるとされています。

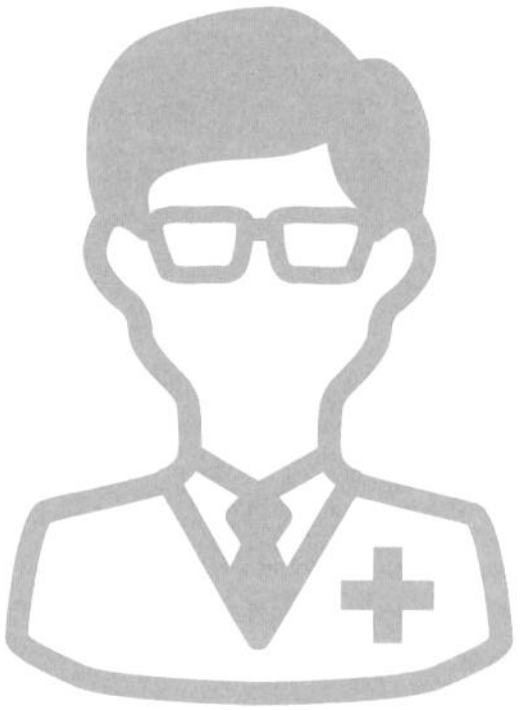

漢方薬

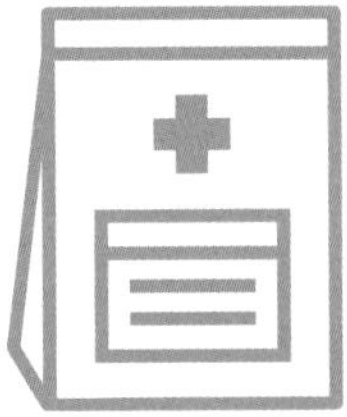

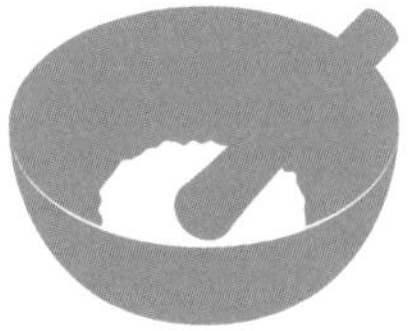

広く使われているが、
効果があらわれるまでに時間がかかる

西洋医学の薬と組み合わせて
処方してもらおう

芍《しゃく》薬《やく》甘《かん》草《ぞう》湯《とう》	筋肉のけいれんを伴う痛み、こむら返り
牛《ご》車《しゃ》腎《じん》気《き》丸《がん》	腰や下肢の痛み、しびれ、排尿障害（頻尿） 高齢者によく用いられる
八《はち》味《み》地《じ》黄《おう》丸《がん》	疲労感、手足や腰から下が冷えやすい 排尿障害（頻尿、尿もれ、残尿感）
疎《そ》経《けい》活《かっ》血《けっ》湯《とう》	腰から下の下半身の痛み 血液や水分の通り道の流れを良くし、血液循環や水分代謝を活発にする

湿布薬は良い治療法の一つです。

湿布薬は推奨されている

湿布薬は、最新の腰痛以外の運動器の疼痛診療ガイドラインのなかで推奨されている薬剤です。そこでは、メントールゲル併用／併用しない非ステロイド系抗炎症薬が推奨されています。

このような事実を考えると、内服薬で副作用が出やすい人には湿布薬は考慮して良い治療法の一つです。ただし、湿布薬は皮膚への刺激が強いので、かぶれる、赤くなるなど皮膚への影響をみながら使う必要があります。

湿布薬

NSAIDs（非ステロイド性消炎鎮痛薬）
鎮痛作用があり痛みをやわらげる。

メントールゲルが
- **使われている**……冷湿布
- **使われていない**……温湿布

効果は同じ

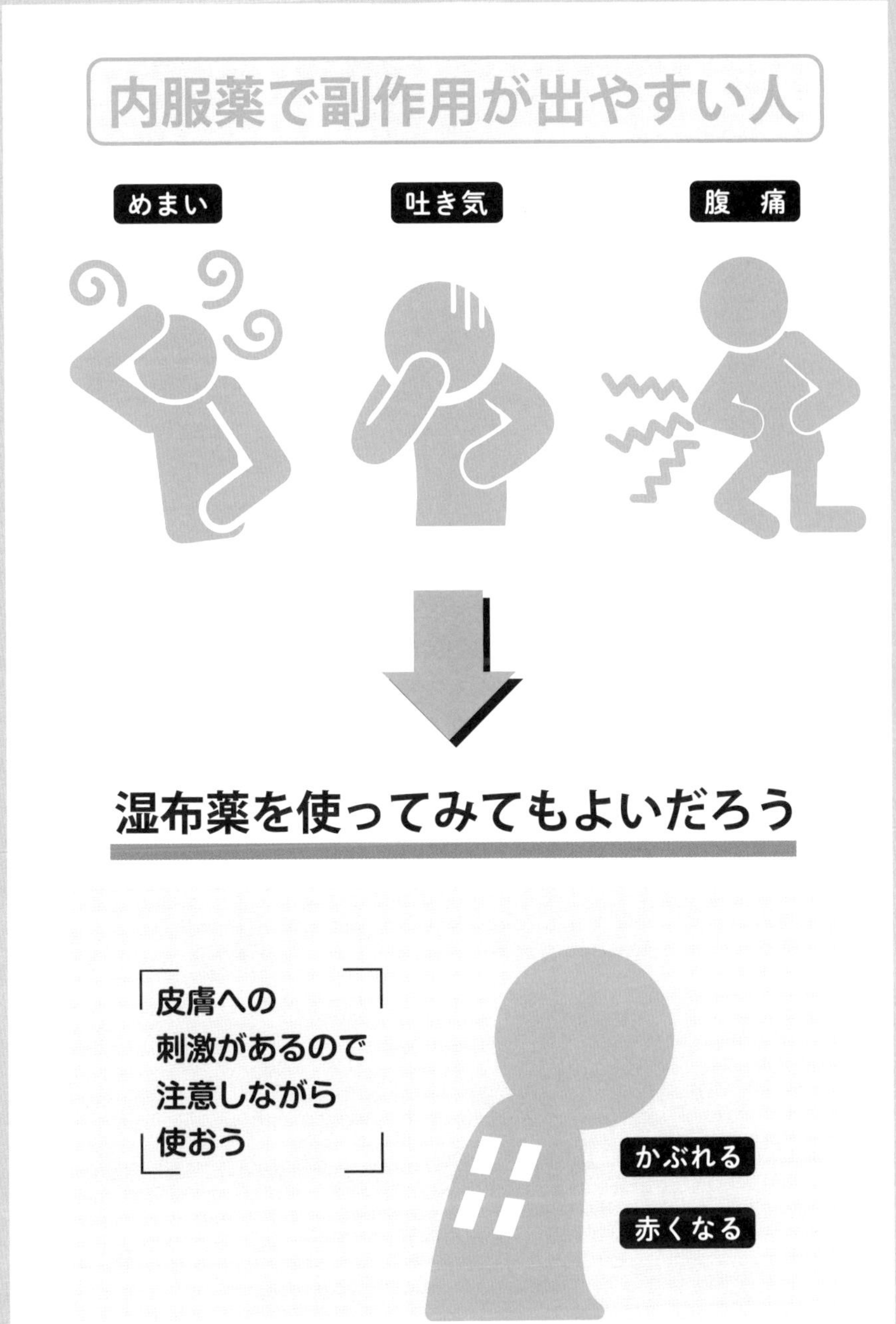
内服薬で副作用が出やすい人
めまい
吐き気
腹　痛
湿布薬を使ってみてもよいだろう
「皮膚への
刺激があるので
注意しながら
使おう」
かぶれる
赤くなる

Q36 運動療法で本当によくなりますか？

自分で治す運動療法には効果があります。

自分で行う療法

運動療法は、近年、運動器に対する疼痛への有効性が注目されて研究がさかんに行われています。運動療法は、「自分で決めて、自分で行う」という主体的な治療であるという点が評価されます。

また、QOL（クオリティ オブ ライフ　生活の質）や満足度の向上、機能障害の軽減、そして治療効果の向上も期待できます。

どんな運動療法が良いかという点に関しては、運動の種類についてその有効性は関与していないということが言われています。

一般的には、慢性腰痛に対してはストレッチ運動と筋力強化の2種類が行われています。

なぜ、運動器の運動療法が疼痛に効果があるのでしょうか。局所の問題と全体的な問題に分けられます。

局所の問題としては、筋肉を動かすことにより症状がある場所の筋血流量が増し、結果として、脊柱管や神経組織への血流も増えます。

全体的な機能としては、免疫機能を増強させます。脳にも働きかけ、自律神経の暴走を食い止め、疼痛に対しては抑制的に働きます。さらには、身体の慢性炎症をおさえる働きもあります。

運動器の疼痛に対するこのような治療効果を考えると、腰部脊柱管狭窄症にも期待できます。

事実、運動療法は腰部脊柱管狭窄症に対しても効果があるとされています。

血管性間欠跛行の治療では歩行が推奨されてい

ます。神経性間欠跛行に対しても可能な距離で歩行を続けることが勧められます。

米国での複数の診療ガイドラインでは、週に150分、中〜高強度の身体活動を推奨しています。

また、身体を動かすことによりブロックや手術といった高価な治療の実施時期を遅らせ、可動性を改善し、回避可能な健康悪化リスクを低減できる可能性もあると言われています。

したがって、運動療法は積極的に取り入れていくべき治療法の一つと考えます。

座位で行う背中のストレッチ

5〜10回
行う

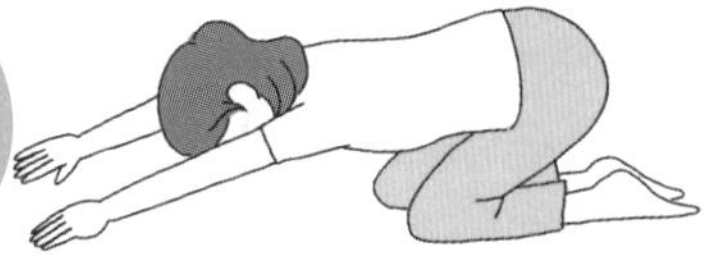

①両手と両ひざをつき四つん這いの姿勢になる。
②腕はまっすぐに伸ばしたまま、ゆっくりと体を沈めて背中を伸ばす。
10秒間静止して、もとの姿勢に戻る。

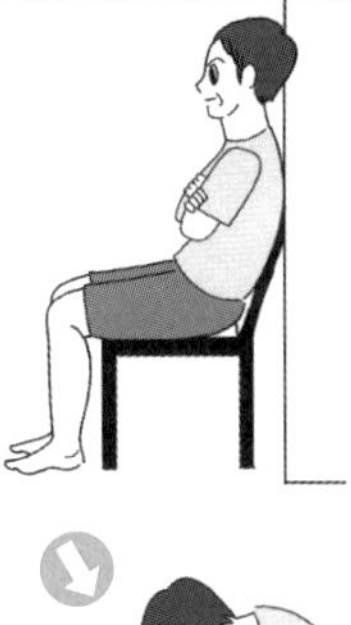

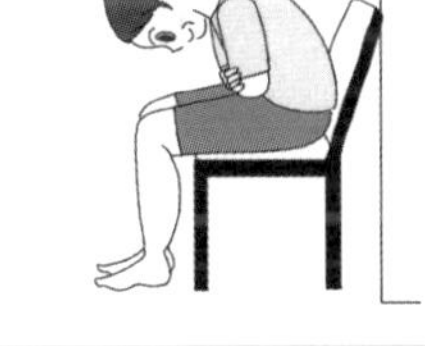

①壁を背もたれにするように椅子を置き、顎を引き、呼吸に合わせて壁を押す動作を3〜5秒行う。
②呼吸に合わせて前屈する。

腰・背中・お尻のストレッチング

左右
5～10回
行う

①仰向けになり、右脚を曲げ、膝下のあたりを両手で抱える。
②脚を胸の方へゆっくり引き寄せる。
③ 10秒間キープさせ、ゆっくりと①の姿勢に戻る。

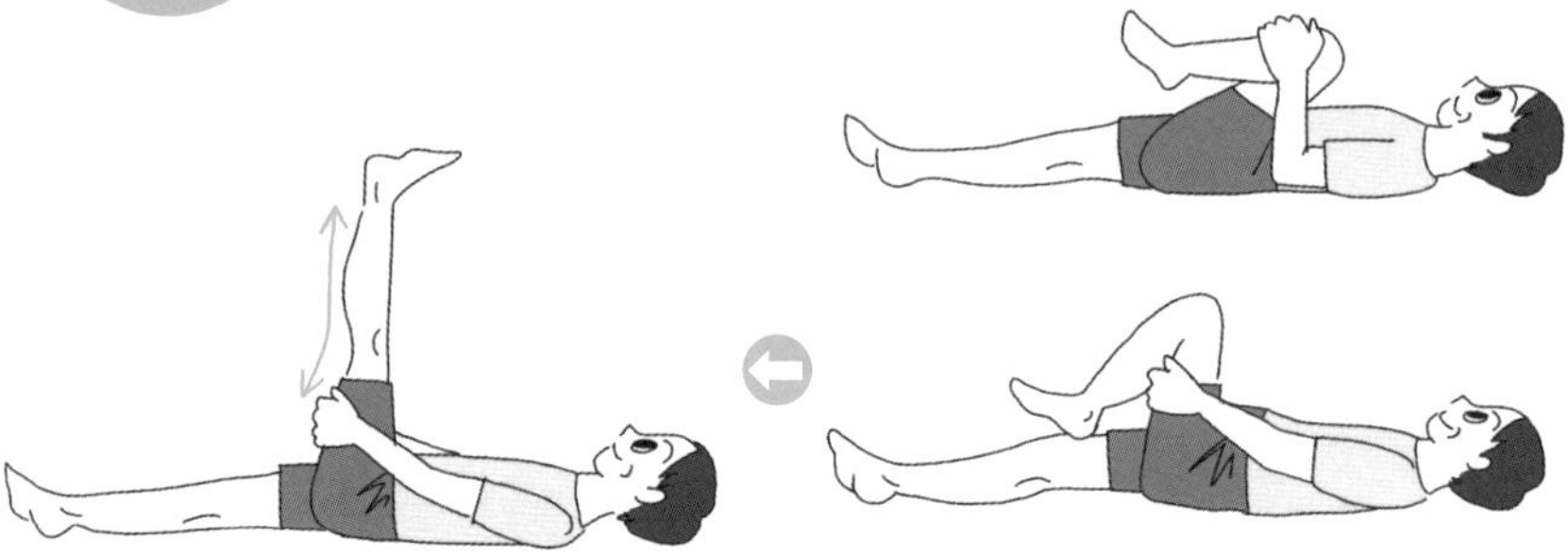

ふとももの裏のストレッチング

太ももの裏で手を組みゆっくりと上へ伸ばす。

座位で行う筋力強化運動

5～10回
行う

①背もたれから背中をはなして座る。

②上半身がまっすぐの状態で両脚の太ももをゆっくりと上げる。

③ 10秒間静止してから①の姿勢に戻る。

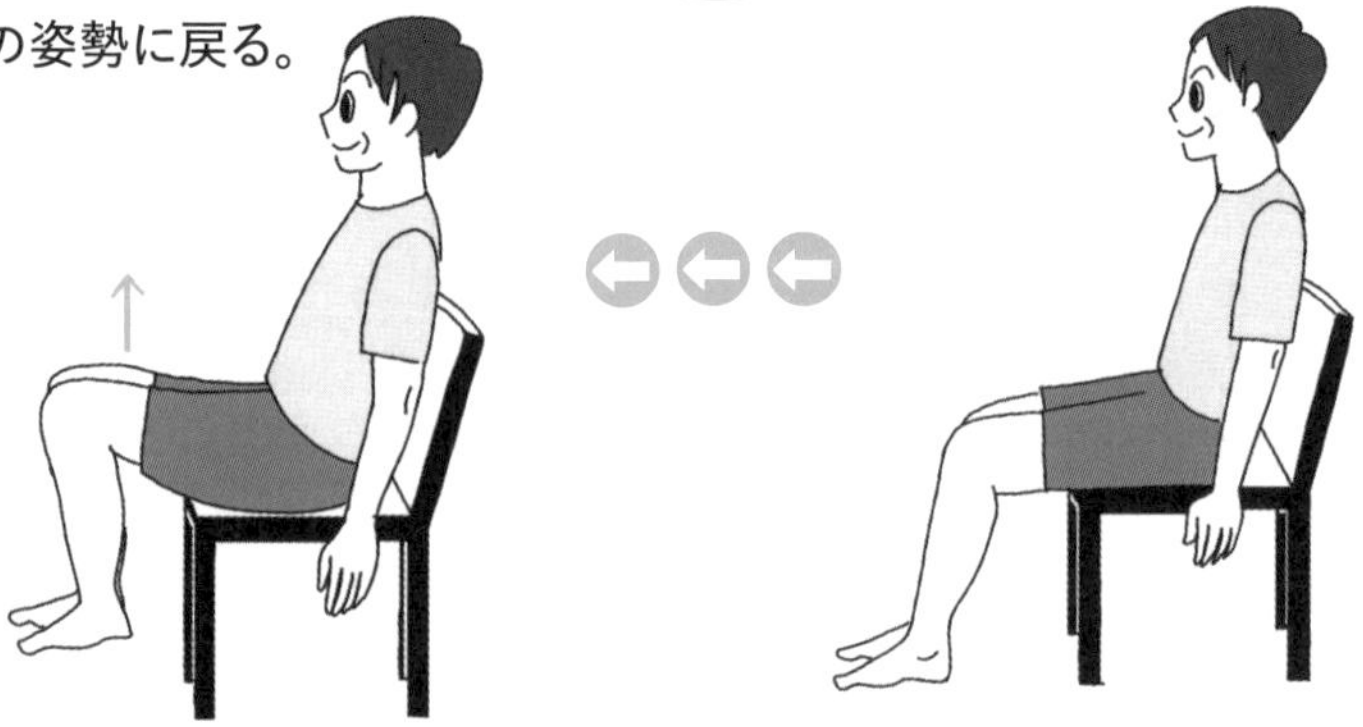

座位で行う筋力強化運動

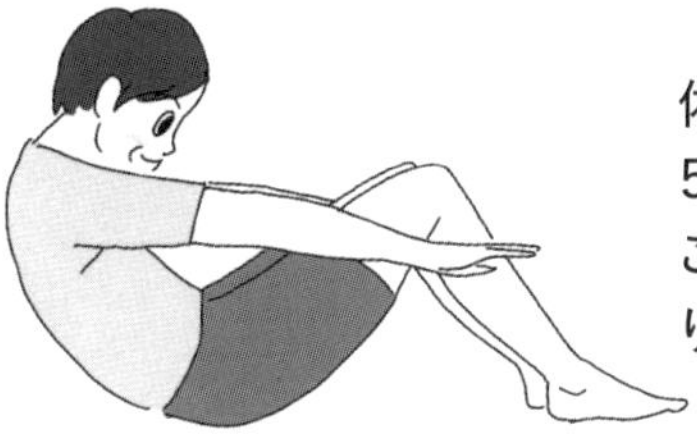

体幹を約45°の位置で
5秒間保持する。
これをできる範囲で繰り返す。

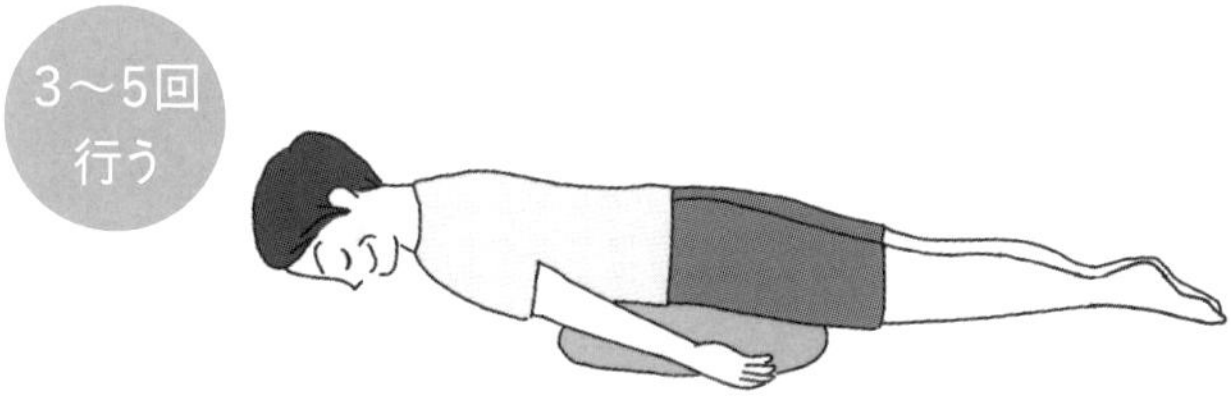

①うつぶせになり背中がそり過ぎないようにお腹の下にクッションを入れる。
②背筋に力をいれ、頭と床の距離が10cmくらいになるまで上半身を持ち上げる。
③10秒間静止してから力を抜き、①の姿勢に戻る。

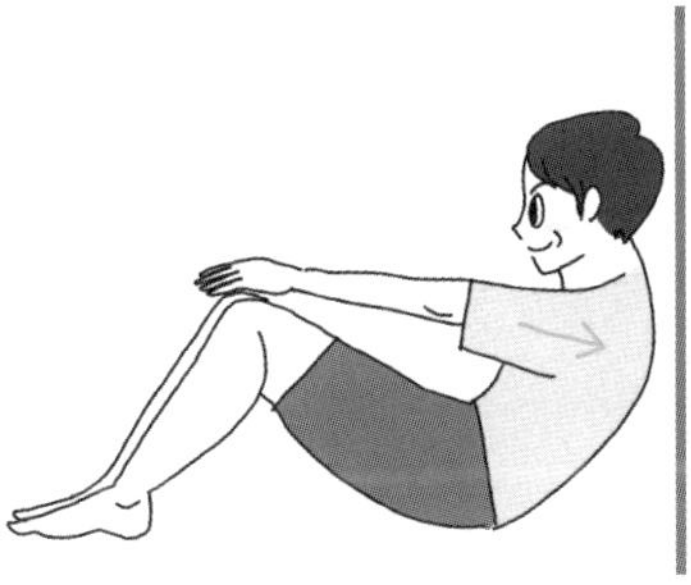

壁にゆっくり
寄りかかる。
ゆっくりおこなう。

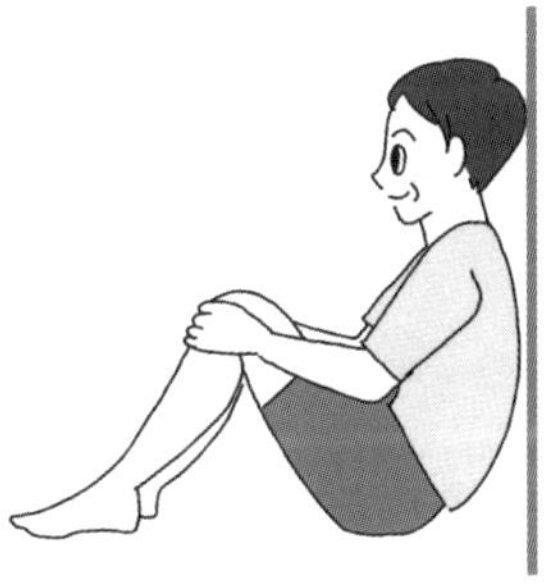

Q37 高齢者でも運動療法は効果がありますか？

高齢者こそ運動するべきです。

年齢に関わらず運動する

運動療法は、年齢に関係なく行うことのできる治療法の一つです。むしろ高齢者こそ、運動療法は有効です。

最近では、高齢者は運動していると脳の老化を防げるという報告さえあります。

したがって、運動療法は高齢者だからこそ積極的に行うべき治療法だといえるでしょう。

また、運動療法は、前述したように「自分で決めて、自分で行う」という点で、非常に主体的(積極的)な保存療法といえます。自分で運動の程度や頻度を制御もできます。

また、運動療法は寿命や認知機能を含めた健康にも良いことが知られています。腰部脊柱管狭窄症の症状がある高齢者こそ、担当医と相談してその内容や程度を考えたうえで運動療法を行うべきだと私は考えます。

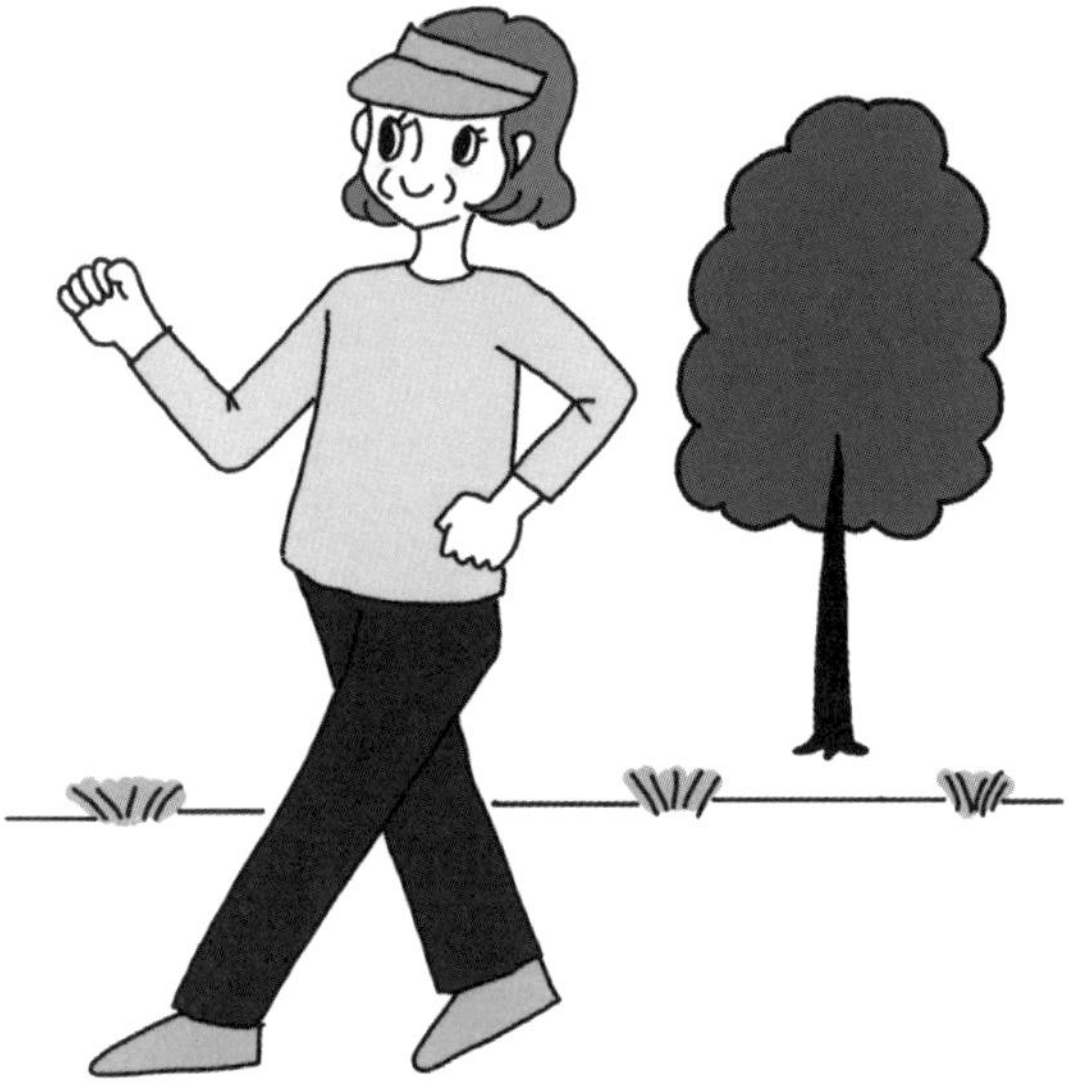

運動で健康になる！

年齢に関係なく
できる！

高齢の人ほど
運動療法は
オススメ！

運動療法

脳の老化を
防ぐ効果もあり

運動療法は、自分で内容や頻度を自由に変えられる。担当医と相談して、運動の内容・程度を考えて実践してみるとよい。

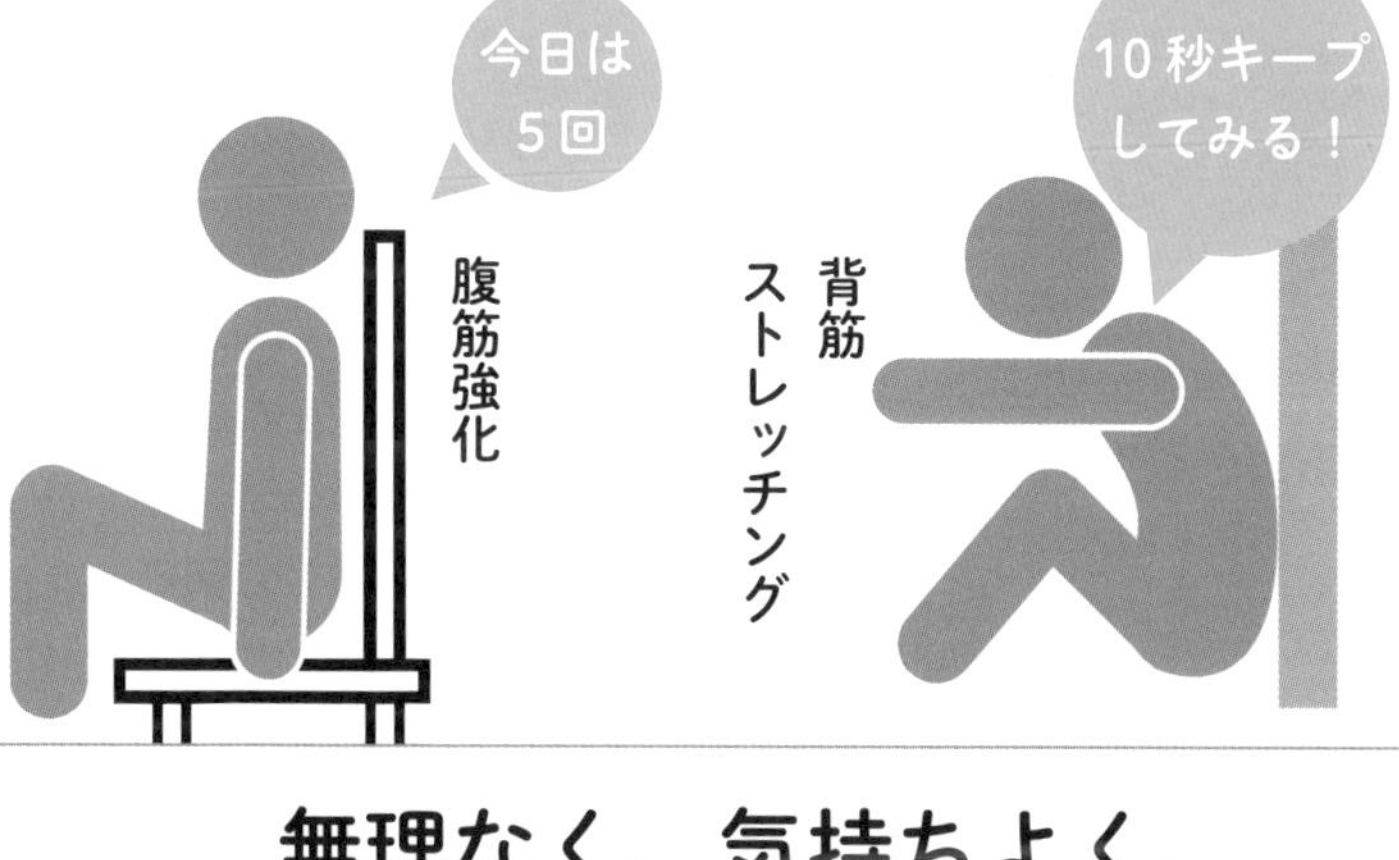
今日は
5回
腹筋強化
10秒キープ
してみる！
背筋
ストレッチング

無理なく、気持ちよく、
楽しんでやってみよう！

Q 38 手術をする人も運動療法を試したほうがいいですか？

運動すると気分も前向きになります。

運動することで気分も前向き

運動療法は腰痛に対する有効性が明らかになっている保存療法の一つです。

したがって、**運動することによって気分も前向きになり、治療効果も期待できます。**

もちろん、運動療法は手術後も身体の機能を早く回復するために行うべきです。

ただし、高度な麻痺《まひ》がある場合や馬尾型の人は、運動による事故のおそれもありますので、実施するかどうかを含めて担当医に相談したほうが良いでしょう。

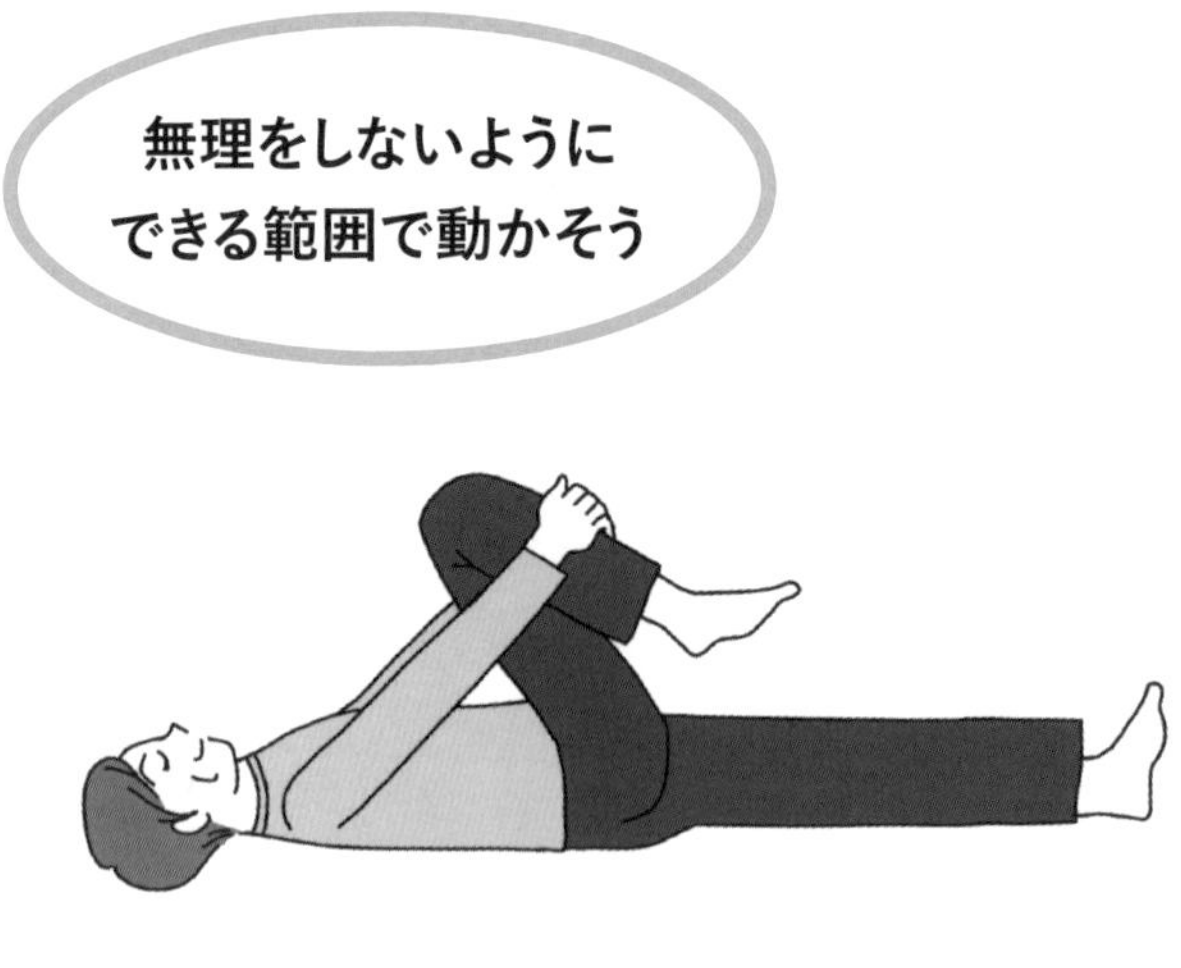

手術を
すすめられる

運動療法など手術以外の
治療法をおこない、症状
が緩和することも。
効果があまり感じられず、
担当医からすすめられた
ら手術を検討しよう。

ただし

「馬尾型でしびれが強い
間欠跛行の距離が短い
排尿・排便障害がある」

「神経根型で下肢の
疼痛が強い
日常生活に支障が出ている
痲痺が強い」

**担当医と相談して、早めに手術を
した方がよいケースもある。**

Q 39
手術後でも運動療法を行っても大丈夫ですか？

手術後も運動したほうがいいです。

一日も早く身体を元に戻す

手術後も運動療法は積極的に行って良いと思います。

手術した部位はもちろんですが、手足や体幹の筋力は手術後に衰えます。

したがって、一日も早く身体を元のように戻すには、**手術後も運動療法を実施したほうが良い**でしょう。

前述したように、運動療法は局所の筋肉に作用するだけでなく、身体の慢性炎症を抑え、免疫機能を高めます。

運動は健康に深く結びついています。手術後も担当医と相談して、積極的に運動療法を行ったほうが良いと思います。

運動療法は手術後すぐに始めてOK

手術したところはもちろん、手足や体幹の筋力は衰えてしまう

◎手術後の運動療法◎

・身体と心の機能をいち早く回復させる
・気分を前向きにさせる
・免疫機能を高め、全身の炎症を抑制する
・脳の機能を活発にする

運動は健康と
強く結びついています

担当医と相談をして、積極的に運動をしましょう

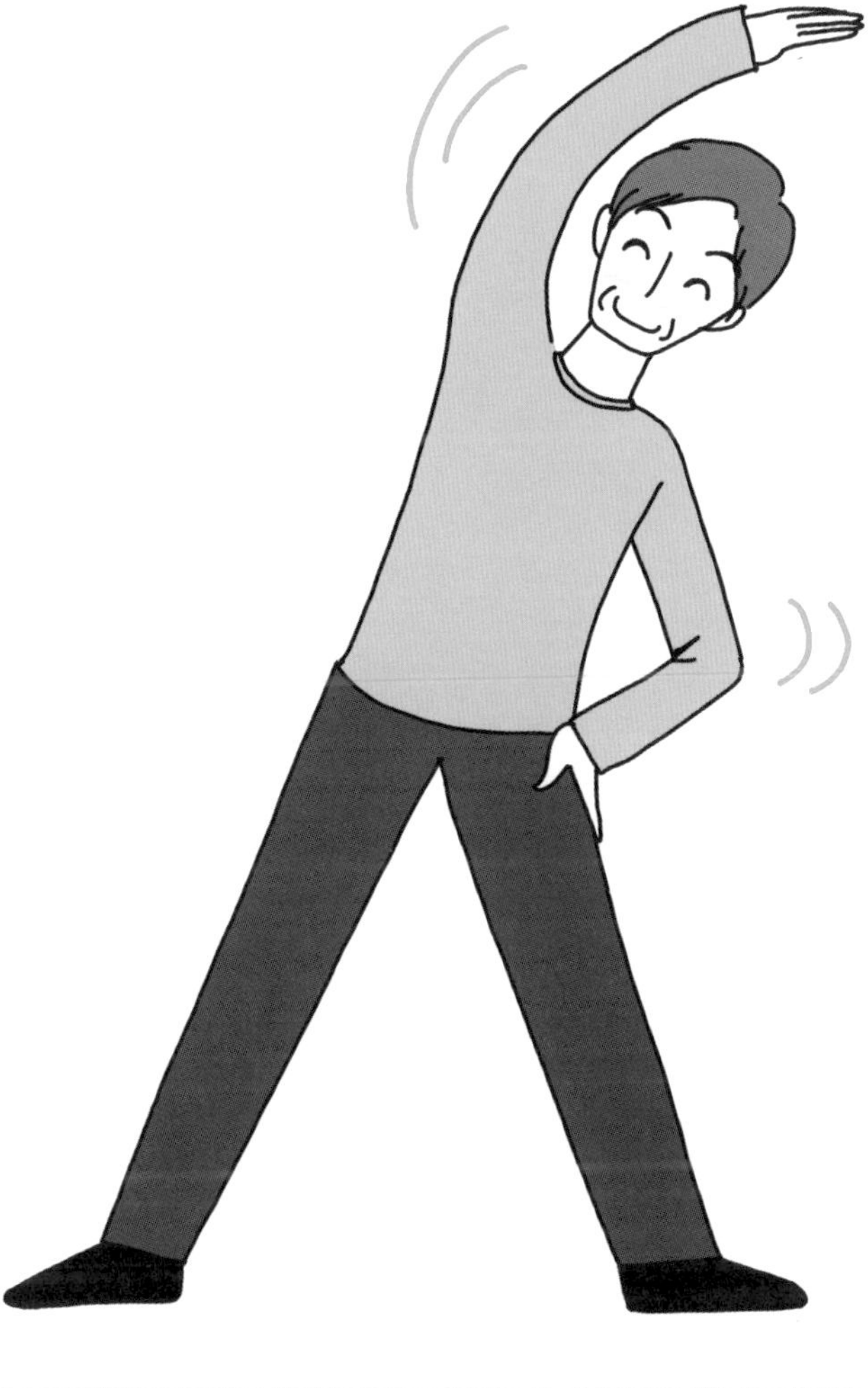

Q40 症状が良くなったら、運動療法はやめていいですか？

運動は健康維持にも役立ちます。

運動で免疫力もアップ

運動療法は、前述したように、脊柱管狭窄症そのものに対しての効果というだけではなく、健康維持に大切です。

自律神経を整えて、痛みを制御する作用を発揮します。また、免疫機能をも増強させます。

さらには、身体の慢性炎症を抑えることもわかっています。

したがって、寿命や認知機能を含めた健康にとって大切なので運動療法は続けるべきだと思います。

運動が重要な理由

◎全身の健康維持のため◎

脊柱管狭窄症の症状があると、身体を動かさなくなりがちだが、そのように活動量が落ちると、全体の健康状態が悪くなってしまう。

運動で得られる様々な効果

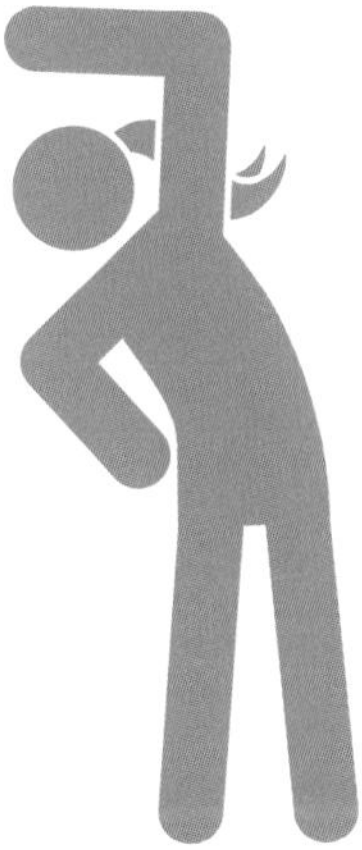

認知症の予防

運動で脳神経の機能が改善され、認知症になりにくくなる

動脈硬化の予防

適度な運動は、血圧を下げ、善玉コレステロールを増やし、動脈硬化の進行を防ぐ

骨粗鬆症の予防

運動で骨に刺激が伝わり、骨が強くなる

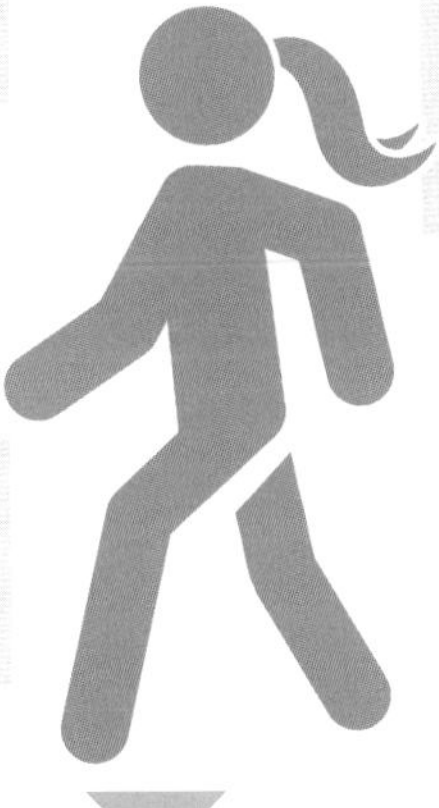

ロコモティブシンドロームの予防

運動によって筋力がつき、寝たきりを防ぐことができる

がんの予防

運動など、身体活動が多いほど、がんの発生リスクが下がる

脊柱管狭窄症に影響のない範囲で運動を続けることで、様々な病気の予防につながり、健康寿命が延びる

Q 41 牽引療法は続けたほうがいいですか？

牽引療法は一カ月ほど試してみます。

牽引という療法

牽引療法とは、専用の器具で背骨を引っぱる理学療法の一つです。

腰の靭帯《じんたい》（骨と骨をつなぐ繊維組織）や筋肉が引き伸ばされたり、神経の圧迫がやわらいだり、血流の改善が期待できると言われています。ただ、牽引療法の有効性は現時点ではまだ確立されていません。

したがって、**牽引療法を行って症状が改善するなら継続しても良いと思います。**

しかし、1〜2カ月ほど試しても症状の改善が得られなければ、別の治療法に変える必要があるかと思います。

その他の理学療法

◎超音波療法◎

人の耳では聞こえないような周波数の高い超音波 (20 キロヘルツ以上の音) を患部に当て、それによって生じる熱とエネルギーで血流を促し、緊張した筋肉をゆるめて痛みやしびれを軽減される治療法。

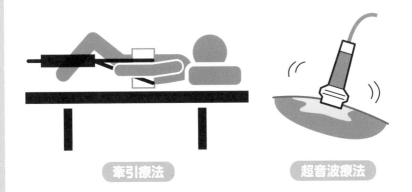

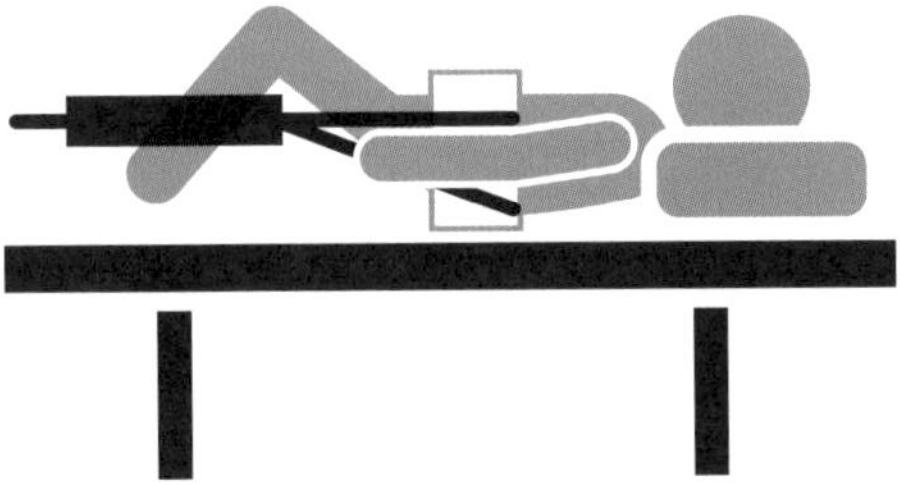

牽引療法

超音波療法

現状ではどちらの治療法も十分な科学的根拠に乏しいとされているが、中には症状が一時的に改善される人もいる

なので

まずは１カ月だけ試してみる

症状が改善するなら続ける

症状が改善しない場合は潔く他の治療法に切り替える

Q 42 温熱療法には効果がありますか？

温湿布や入浴には効果があります。

自分で入浴する

温熱療法は、痛みのある部分を温湿布やホットパックや入浴などで温める治療法です。

温熱療法は、急性や慢性の腰痛に有効であるというエビデンスが報告されています。

この結論を腰部脊柱管狭窄症に伴う症状に対しても適用しても良いように考えます。

患者さんのなかには脊柱管狭窄症による足の痛みやしびれは寒くなると悪化するという人がいます。

したがって、腰や足を温めて筋肉を含めた軟部組織や神経組織の血流を改善するという意味では理に適った治療法と思われます。**自分で行うには入浴が最も簡単にできます。**

脊柱管狭窄症による
足腰のしびれや痛みは
冷えによって悪化する。

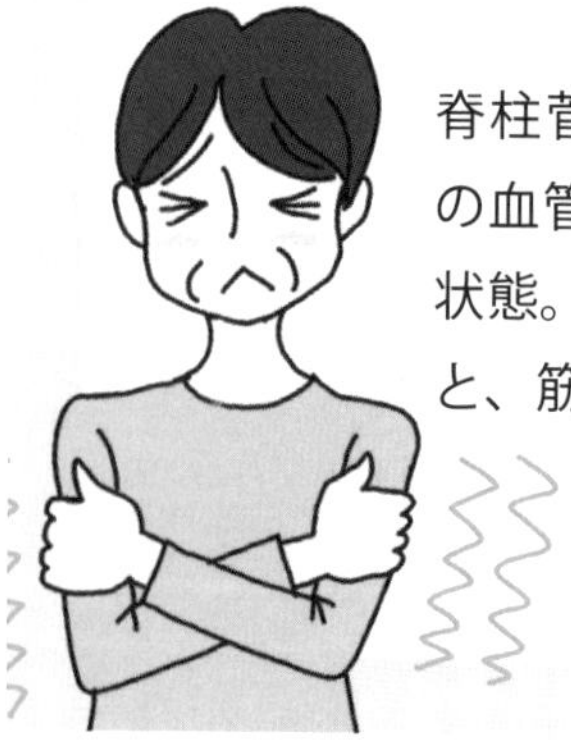

脊柱管狭窄症では、神経のまわりの血管が収縮し、血流が悪化した状態。そこにさらに冷えが加わると、筋肉や靭帯がかなりの硬直状態になり、症状がますます悪化してしまう。

脊柱管狭窄症による足腰のしびれや痛みには、患部を温めて血流を促す温熱療法が効果的

入浴なら自宅で簡単にできる。全身の血流を促して、筋肉の硬直を解く効果がある。

シャワーですまさず、入浴で腰を十分に温める習慣を

Q43 コルセットは、いつまで着ければいいのですか？

コルセットを使い続けることはよくありません。

装着効果は期待大

コルセットとは、不安定な腰椎を固定して動かせる範囲を制限し、正しい姿勢のキープを補助する装具です。

しかし、腰痛に対するコルセットの治療効果に関する質の高いエビデンスは現時点では少ないというのが実態です。コルセットは効果はないという報告もあります。

一方、機能改善に関しては有効であるという報告もあります。腰痛の発症・予防効果に関しても意見は分かれています。

コルセットが体幹（胴体の部分）筋の腹圧力の増強効果を補助し、体幹筋とともに腰椎保持・安定性向上に役立つことは事実です。

筋電図学的にもコルセットが体幹筋機能を補助することが知られています。基礎的研究からは、コルセットの効果に関しては有効性を感じさせる意見が多いようです。

コルセットは痛みが強い場合には、たて方向に支柱がある幅の広いものを選び、痛みが改善してきたら、支柱がなく幅の狭いものに替えていきます。

コルセット装着が腰椎背筋群にどのような影響を及ぼすかを検討してみた研究をみてみます。コルセットの装着により痛みが軽減し、歩く距離も延びます。

しかし、コルセットを漫然と使い続けることは、あまり良くありません。

体幹筋の筋力の低下を招き、症状が悪化してしまう可能性があります。
コルセットによって痛みが軽減してきたら、痛みが強い時や、腰に負担がかかる作業をする時だけ使用するようにします。

コルセットはこまめにはずすようにし、体幹筋の筋力を鍛えるトレーニングを行いましょう。

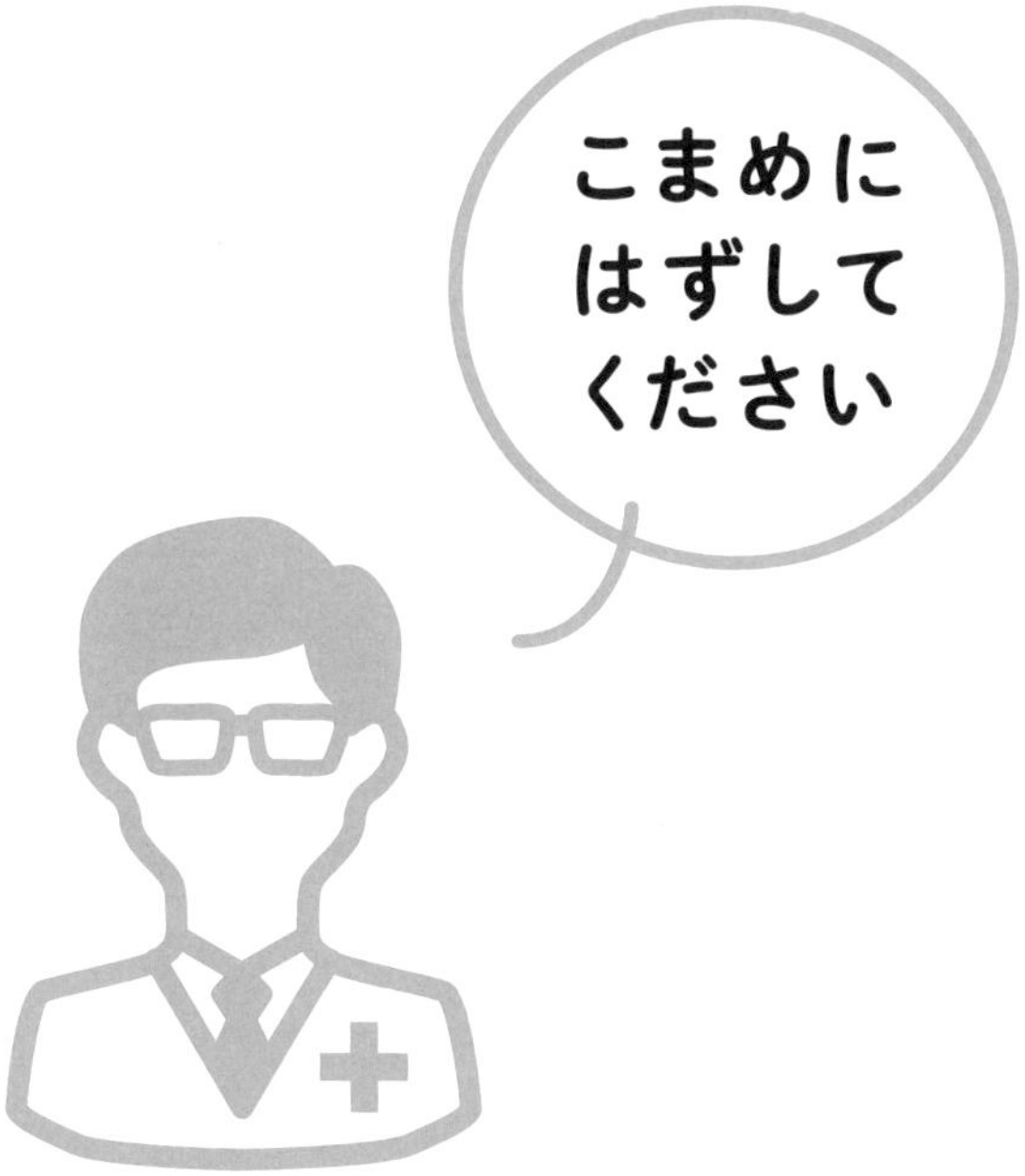

装着の際には、腹部を圧迫しないように気をつけて、腰にぴったりと合わせて少しきつめにベルトを締めます。痛みが改善してきたら、徐々にベルトをゆるめるように調整していきましょう。

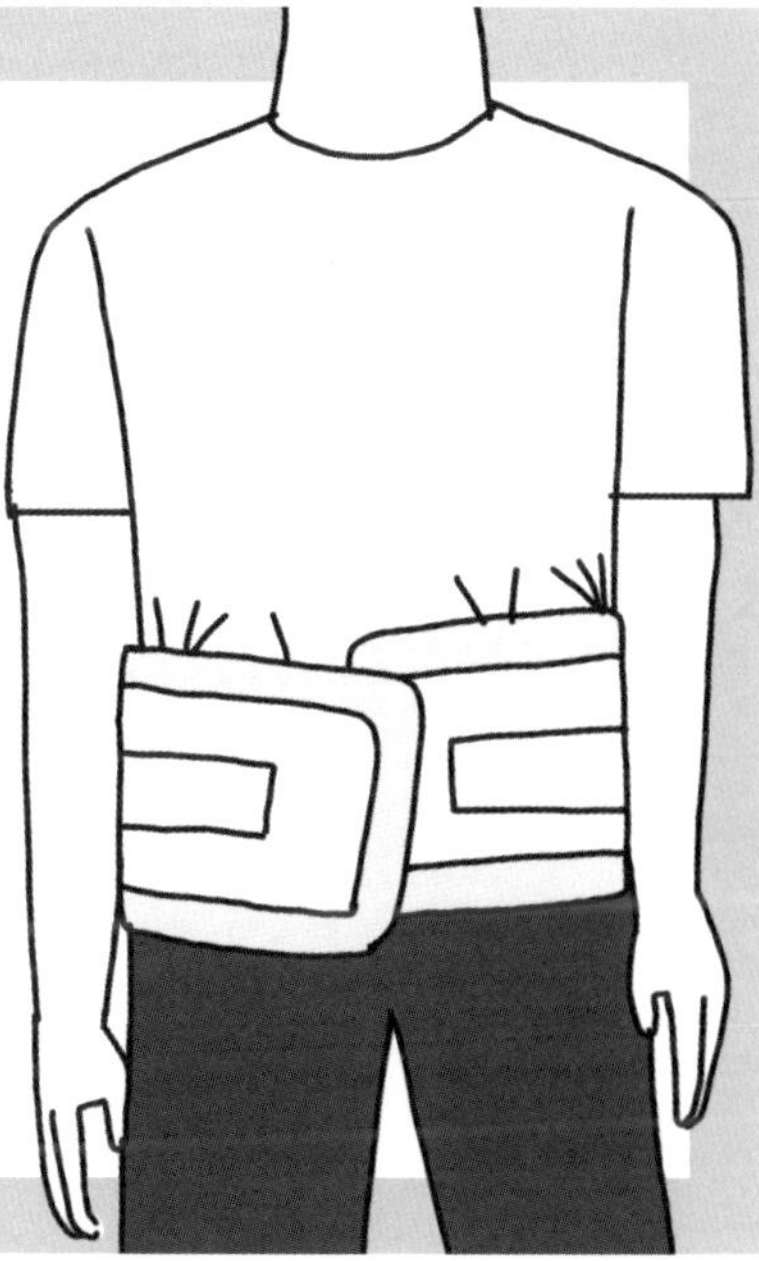

整体は医者と相談しましょう。

手技の治療法

カイロプラクティックとは骨格や関節のゆがみを手技で整える治療法です。

海外では実施に当たっては一定の資格が求められます。我が国ではこの制度は整備されていません。

整体は、筋肉や関節のゆがみを手技で調整する治療法です。こちらも特に必要な資格はありません。

カイロプラクティックや整体の効果に関してはまだ統一された見解はなく、評価が割れているというのが実態です。

米国では整体やカイロプラクティックの人気は高く、高学歴、高収入者が愛用しているという報告があります。

整形外科と整体やカイロプラクティックの両方を同時に受診している人も少なくありません。我が国の調査でも腰痛治療に行った施設は整体・整骨・接骨と地域の整形外科医院で半々くらいです。

腰痛に対するカイロプラクティックのエビデンスをみてみます。

カイロプラクティックの有効性については、一般に推奨されている他の治療（薬物、運動、教育、PT）と同等の効果があるとされている報告があったり、脊椎マニピュレーションには一般的な治療（鎮痛薬、PT、運動、腰痛教室）を上まわる臨床的利点はないといった報告など様々です。

腰部脊柱管狭窄症に対する整体やカイロプラク

ティックの治療効果に対しては十分な研究が行われていないというのが現状です。

いずれにしても、腰部脊柱管狭窄症の治療として整体やカイロプラクティックを行う場合には、かかりつけ医に相談してみてはいかがでしょうか。

自分の症状に効果があるようであれば、確かな技術と知識のある施設を選んで通うことは良いと思います。

ただし、脊柱管狭窄症は時間がたつと狭窄の状態が変化していくことがあります。そのため、**症状の変化に対応して治療法も変える**必要もあるので、腰部脊柱管狭窄症に詳しい整形外科へ定期的に通うことが必要かと思います。


どんなに整体やカイロプラクティックの施術でいい結果が得られていても、年に数回は整形外科で診療を受けましょう。

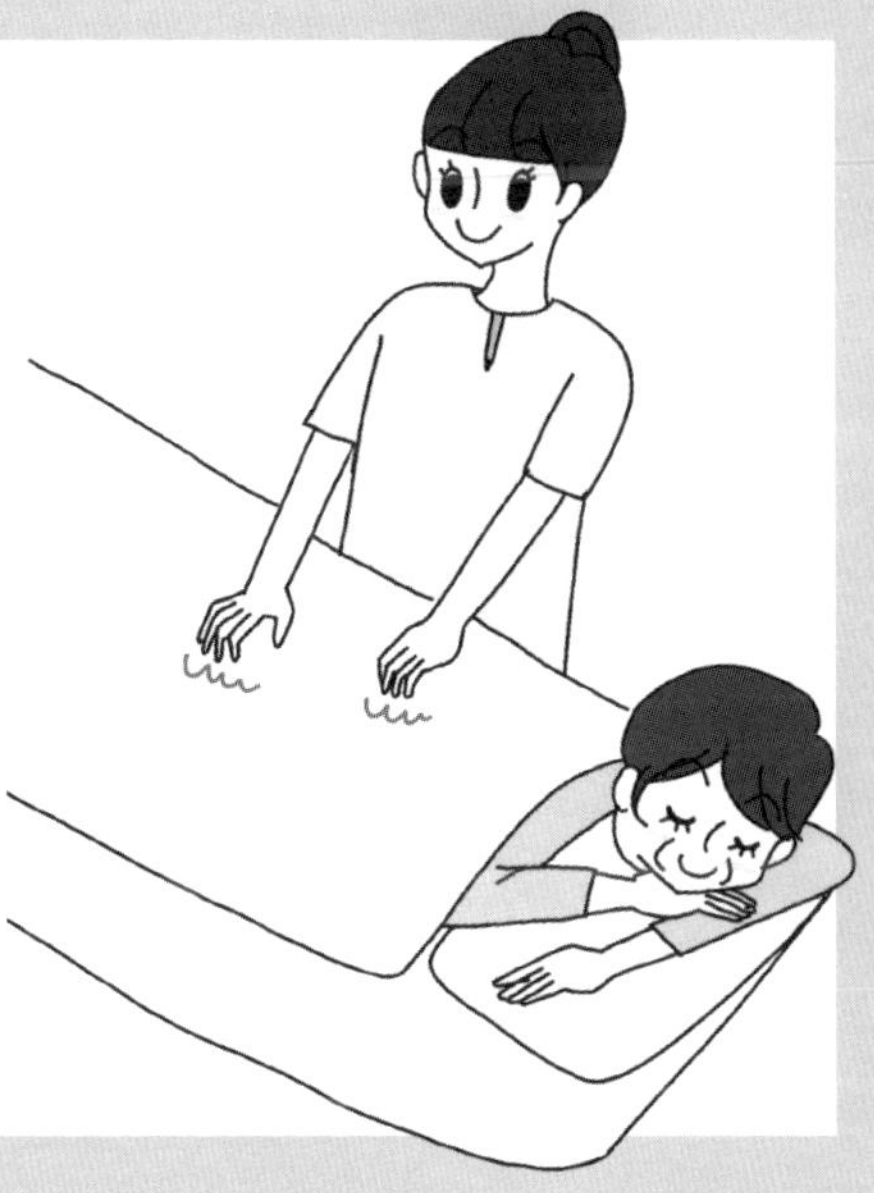

Q 45 鍼灸治療は効果がありますか？

鍼やお灸は医者と相談しましょう。

自律神経を調節する

鍼灸《しんきゅう》治療は、鍼やお灸によって経絡《けいらく》（気の通路）を刺激し、体のバランスを整える治療法です。

専用の鍼をツボや患部に刺して治療するのが鍼治療です。

もぐさを使用して熱による刺激を患部やツボへ与えるのが灸治療です。

我が国では、鍼治療を行うには「はり師」という国家資格が必要です。

腰痛に対する鍼治療の有効性に関して、統一した見解が得られていません。

海外の診療ガイドラインで鍼治療の推奨についてみてみます。米国では急性、慢性の腰痛に対して推奨しています。英国やデンマークでは反対しています。ベルギーでは勧告がありません。

このように、海外においても鍼治療の有効性が示されているかどうかに関しては様々です。

鍼灸治療には、自律神経を調整する機能があり、痛みやしびれの軽減や血流の促進、痛みを発症させる物質の除去などに有効性が認められているという報告があります。

しかし、腰部脊柱管狭窄症に対する鍼灸治療の有効性については報告が少なく、結論を出す状態にありません。

したがって、希望すれば治療を受けて良いと考えます。ただし、腰部脊柱管狭窄症の症状の変化の有無を確認するためにも、かかりつけ医の定期的な評価を受けておくことが良いのではないでしょうか。

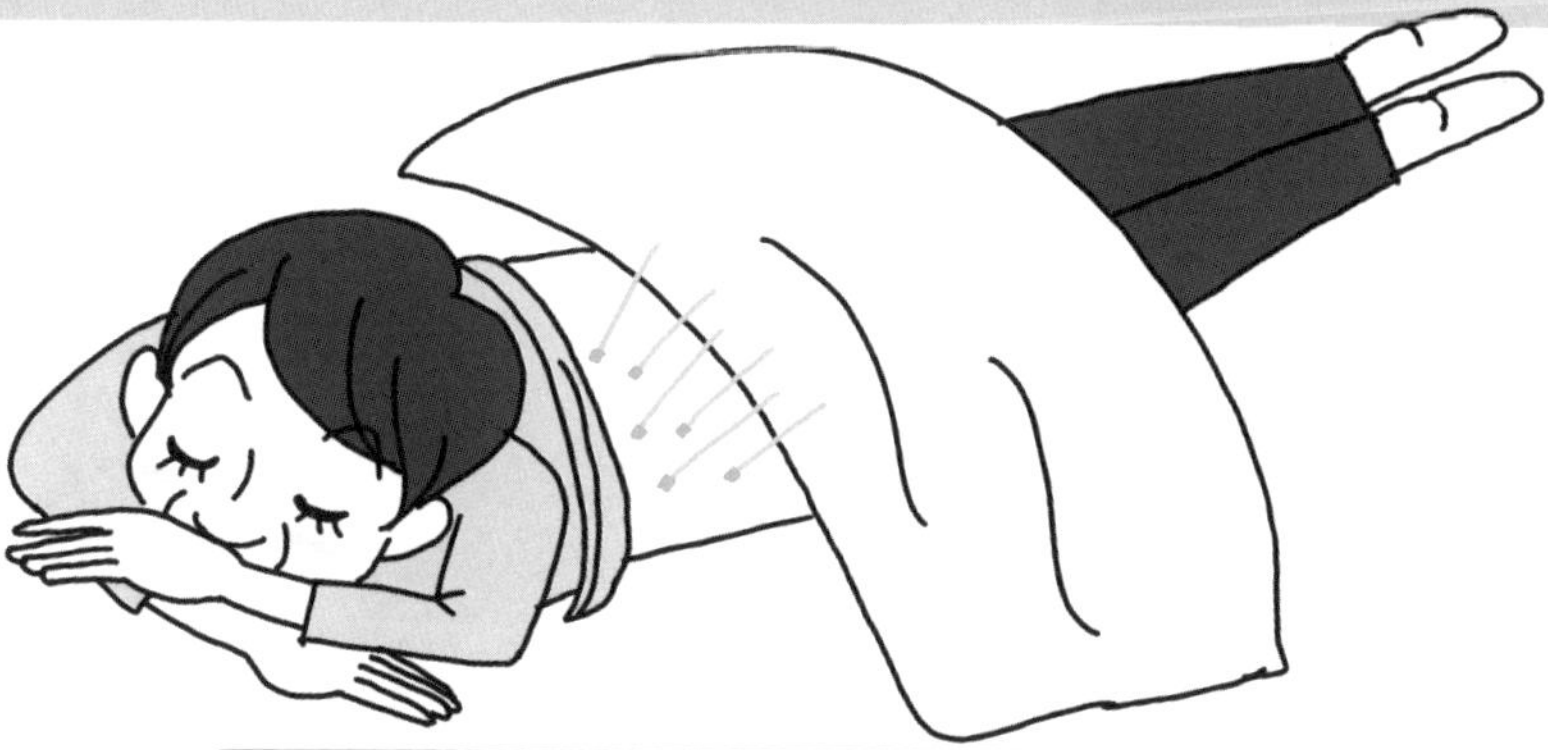

中国では正式な医療行為として
認められている。

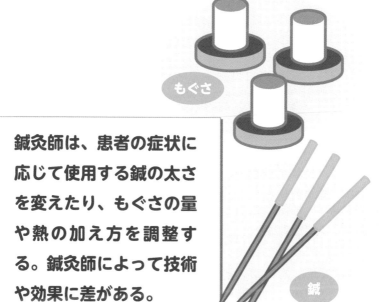

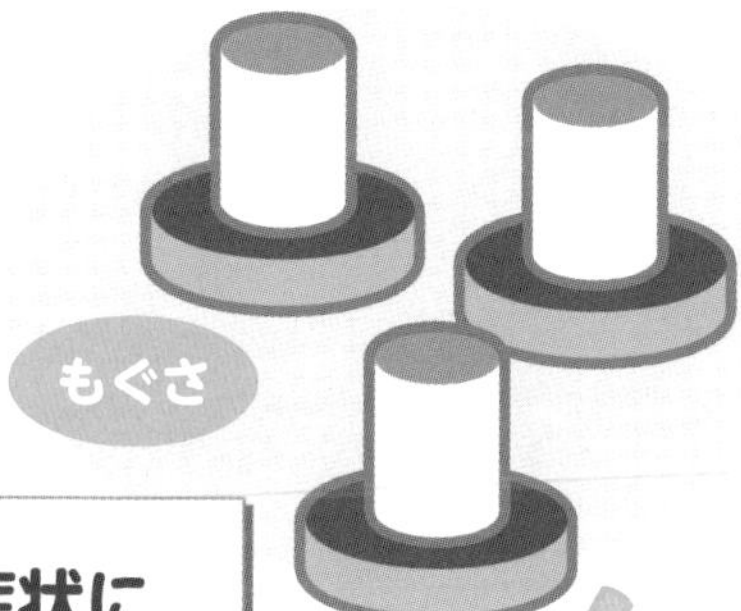

鍼灸師は、患者の症状に
応じて使用する鍼の太さ
を変えたり、もぐさの量
や熱の加え方を調整す
る。鍼灸師によって技術
や効果に差がある。

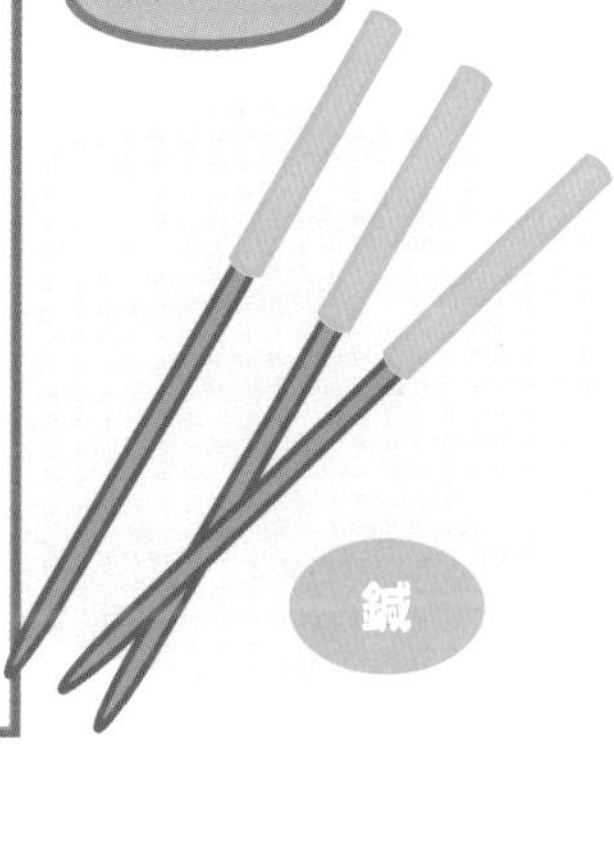

Q 46 神経ブロック注射とはなんですか？

ブロック注射は速効性がある治療法です。

痛みがいつまで続くのか

ブロック療法は、麻酔薬を痛む神経近くに注射し、痛みの伝わる経路を遮る治療法です。速効性があります。硬膜外ブロックと神経根ブロックがあります。硬膜外ブロックも神経根ブロックも外来で実施可能です。

ブロック療法は、神経根型には有効ですが、馬尾型には効果があまりありません。硬膜外ブロックの場合、注射してからすぐに痛みが取れた場合は効果が期待できます。神経根ブロックの場合、治療した翌日まで効果が続いているなら、そのまま完治に至ることが多いようですがエックス線を使用するので頻繁に治療を受けることはできません。

神経根ブロック

注射針を神経根に刺し、神経根に局所麻酔薬を直接注入する。神経根型の患者に行われる。

硬膜外ブロック

注射針を脊柱管に刺し、馬尾を包んでいる硬膜という膜の外側に、局所麻酔薬を注入する。神経根型と混合型の患者に行われる。

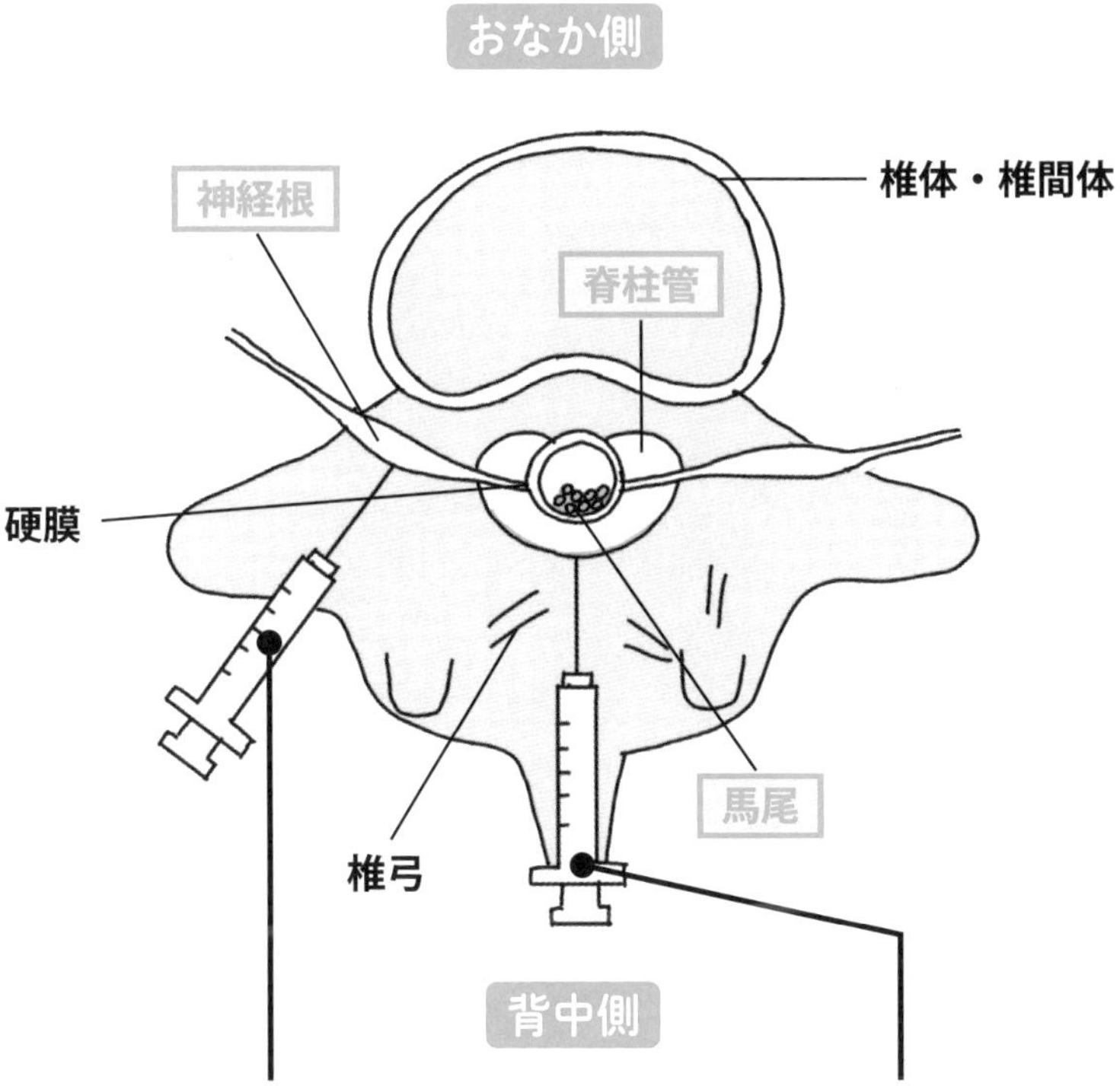

●神経根ブロック

神経根に直接局所麻酔薬を注射することで、痛みの伝わりをブロックする。治療した後すぐに痛みがやわらぐが、痛みが再発してしまう場合は効果がないとされる。治療後１日たっても痛みが再発しない場合は、完治に至ることが多い。

●硬膜外ブロック

硬膜の外側に局所麻酔薬を注入することで、その近くの神経を麻痺させ、痛みの伝わりをブロックする。また、神経への血流を良くし、神経そのものの機能を回復させるという効果もある。

Q 47

マインドフルネスや認知行動療法はどうですか？

マインドフルネスは痛みに効果があります。

心を育む練習

最近、海外では慢性の痛みにマインドフルネスや認知行動療法が効果的であるとされ、広く行われています。

腰部脊柱管狭窄症の痛みは、腰の脊柱管が狭いということだけで起きている訳ではありません。痛みには心理的・社会的因子も深く関与しています。

そのような観点からすれば、マインドフルネスや認知行動療法は腰部脊柱管狭窄症に伴う疼痛治療の選択肢の一つになり得ます。

マインドフルネスとは、過去の経験や先入観といった雑念にとらわれることなく、身体の五感（視覚・聴覚・触覚・味覚・嗅覚）に意識を集中させ、「今、この瞬間の気持ち」「今ある身体状況」といった現実をあるがままに知覚して受け入れる心を育む練習のことです。

認知行動療法とは、認知（「ものの受け取り方」や「ものの考え方」）に働きかけて気持ちを楽にする精神療法（心理療法）の一種です。

どちらもウツ状態を改善することが知られています。担当医と相談してやる価値があると判断された場合には治療の一環として試みて良いと思います。

今すぐできる！ マインドフルネスのやり方

①あおむけに寝て、ゆっくりと深呼吸を繰り返します。鼻で息を吸い、口から吸う時よりも多めに吐きます。この時、痛みのある場所を意識してもしなくてもかまいません。

②目を閉じ、全身の力を抜いていきます。呼吸していることを意識して、空気が鼻から肺へと入っていくのを感じましょう。

③１回数分でいいので、１日に 2〜3 回行いましょう。
これだけで気持ちが落ち着き、痛みがやわらいでくるはずです。

POINT ほかのことを考えそうになったら、そんな自分を感じてみてください。

マインドフルネス・ウォーキング

ジムにあるウォーキングマシンなどでトレーニングするよりも、公園などで、周囲の景色を見ながら歩くのがいいでしょう。風景を見るという目からの刺激は、副交感神経の働きを高め、自律神経のバランスが整えられていきます。

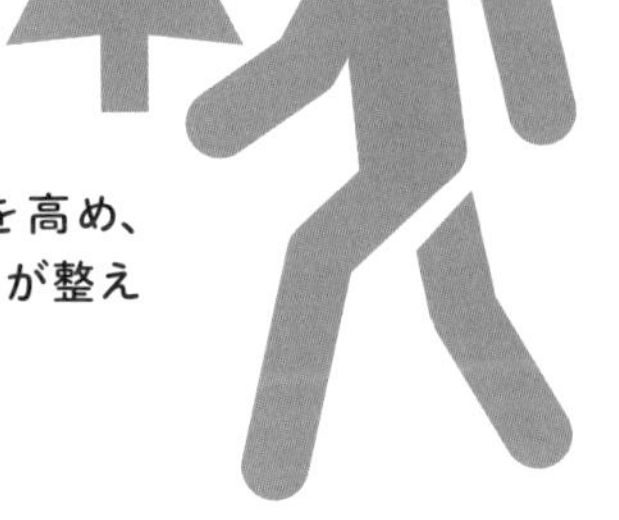

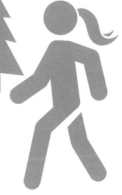

この時、気持ちを平穏にして、歩くことに集中しましょう。悩み事を考えてはダメです。「今」だけを感じながら、からだを動かすのです。目の前で起こっていること、例えば、「信号が青になった」「ベンチで人が休んでいる」、こんなことをそのまま受け入れてください。

Q 48 ウォーキングは治療法として勧められますか？

ウォーキングはお勧めします。

自ら決心して自ら行う

古来、ヒポクラテスや貝原益軒《かいばらえきけん》が健康法の一つとして勧めています。ウォーキングが腰痛や腰部脊柱管狭窄症にも治療法として有効でしょうか。

残念ながら、現時点では腰痛に対するウォーキングのエビデンスは驚くほど少ないというのが現状です。

ただ、ウォーキングについて強力なエビデンスが得られるまでは、推奨していくべきではないかという意見が多くの支持を集めています。

いずれにしても、ウォーキングは自ら決心して自ら行うことができます。健康維持のためにも効果が期待でき、心理的にも前向きになれます。

腰部脊柱管狭窄症の多くは痛みを有しています。痛みという点から考えると間欠性跛行（少しずつしか歩けなくなる症状）がひどくない場合、あるいは自らの工夫によって歩行が可能であればウォーキングすることをお勧めします。

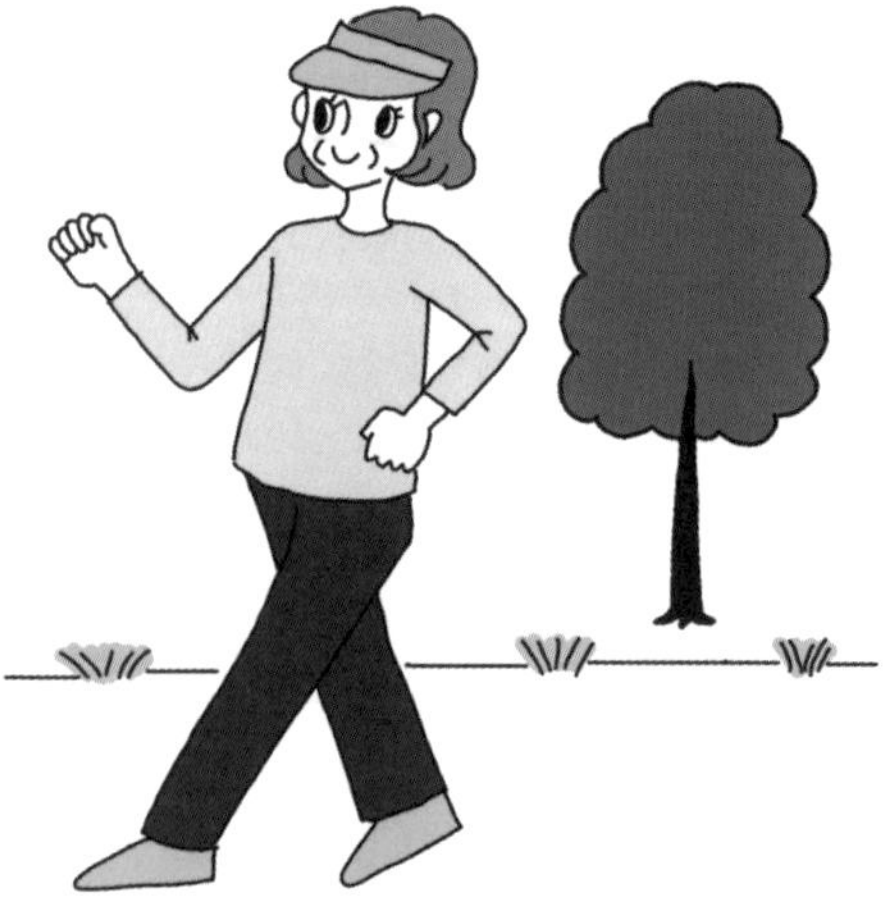

お勧めのウォーキングの方法

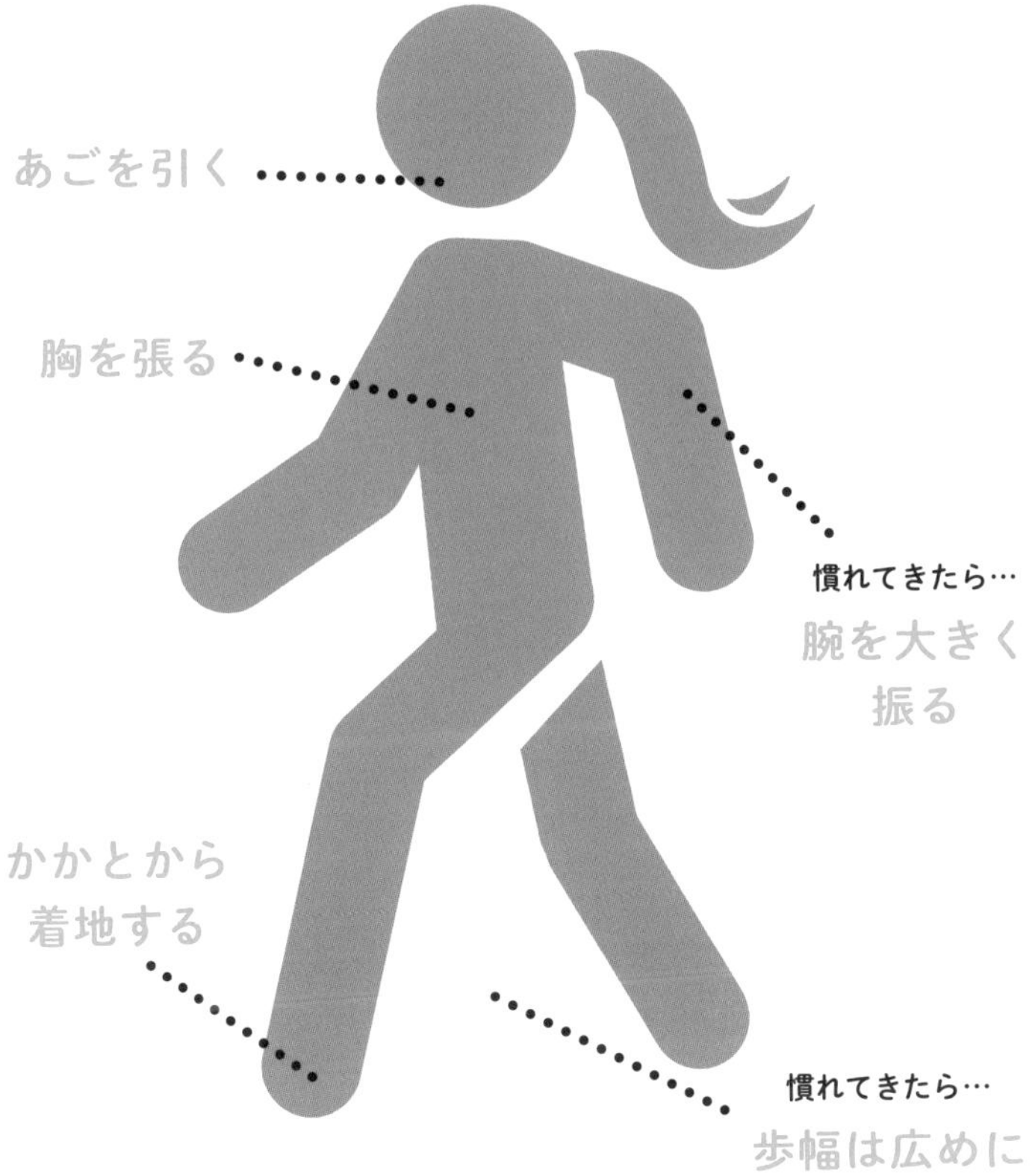
あごを引く
胸を張る
慣れてきたら…
腕を大きく
振る
かかとから
着地する
慣れてきたら…
歩幅は広めに

まずは無理のない範囲で始め、慣れてきたら腕を大きく振ったり、歩幅を広めにして歩いてみましょう。ウォーキングは全身の筋力をバランスよく整えることができます。それは腰の筋力アップにもつながり、腰痛にも効果が期待できます。

しびれが強い時、歩けない時は手術します。

手術を行う時期はいつ？

脊柱管狭窄症の治療は、重度の場合を除いて、基本的に保存療法から始めます。

実際に、保存療法だけで症状が改善することも多く、特に神経根型であれば約6割もの人が保存療法のみで良くなります。保存療法の良い点は、体への負担が小さいことです。しかし、保存療法で症状を抑えることはできても、脊柱管狭窄症そのものを治すことは不可能です。長期間にわたって、薬の服用を続けるなど、治療を継続していかなければならない場合もあります。また神経障害型式（馬尾型、神経根型、混合型の3種）によっては保存療法だけでは症状が改善しない場合もあります。神経根型は保存療法だけで症状が改善していくケースが多く見られますが、馬尾型は時間の経過とともに良くなるということはあまりありません。他方、手術の良い点は、短期間で症状が速やかに改善することです。再発しなければ、そこで治療を完全に終えることもできます。馬尾型では手術しても症状がすべては取れないことが少なくありませんが、神経根型による症状は手術によって取れやすいという特徴があります。

馬尾型でしびれが強い時、間欠跛行によって歩ける距離が非常に短く、排尿・排便障害がある場合には、速やかに手術を選ぶべきだと思います。

一方、神経根型では下肢の疼痛が重度で日常生活に大変な支障があったり、マヒが強い、あるいは重度の間欠跛行がある場合にも、手術を決断する必要があります。

保存療法と手術、それぞれの良い点・悪い点

	保存療法	手術
良い点	・体への負担が小さい ・外来で治療が可能 ・ほとんどの人が治療を受けられる ・合併症のリスクが少ない ・治療方法の選択肢が多い ・神経根型の場合、保存療法のみで症状が改善することも多い	・神経根型による痛みは取れやすい ・短期間で症状が治ることがある ・症状が改善されれば、そこで治療を完全に終えることができる ・長い目で見れば、医療費が安く済む可能性がある
悪い点	・治療を続けていても症状が改善しない場合、活動量が減ることによって体力が低下する ・短期間で治すことができない ・症状が落ち着いてきても、服薬などの治療は継続となることが多い	・馬尾型の症状が残ることも少なくない ・合併症のリスクがある ・症状の進行具合、持病、体力などを理由に、手術を受けられないケースもある

Q 50 手術の効果はどのくらい期待できますか？

自分で納得して手術を受けてください。

どんな手術があるのか

現在、高齢の人であってもよほどの合併症がないかぎりは手術が可能です。しかも、症状によっては手術することで劇的な症状の改善が期待できます。ただ、手術をすれば全ての症状が良くなるかというと必ずしもそうではありません。

手術をしてすぐ良くなる症状と良くならない症状があります。すぐ良くなる症状は、足腰の痛みや間欠性跛行です。その一方で、症状が残りやすいのが「しびれ」です。しびれや痛みがあるのに我慢し続けてきたなど、症状が長く続いてしまったようなケースでは、症状が残りやすくなってしまいます。なぜなら、長い間狭くなった脊柱管の中で圧迫されて傷んだ神経は、手術で圧迫を取り除いても、回復するのに長い時間を要するからです。

脊柱管狭窄症による症状は、脊柱管が狭くなり、その中を通る神経が圧迫されて起こります。そのため、神経を圧迫している骨を部分的に切除するという手術（除圧術）が行われます。脊柱管狭窄症の手術は、基本的にこの除圧術から行われます。そして、その状態を維持するために骨を固定する必要がある場合には、骨を移植して固定する手術（固定術）を組み合わせて行われます。この固定術は、背骨が不安定な場合などに組み合わされます。各手術について十分説明を受けたうえで、納得して手術を受けるべきだと思います。

しびれへの対処

手術後になるべくしびれが残らないように、事前に医師とよく話し合い、神経の回復が見込めるタイミングで手術を受けましょう。

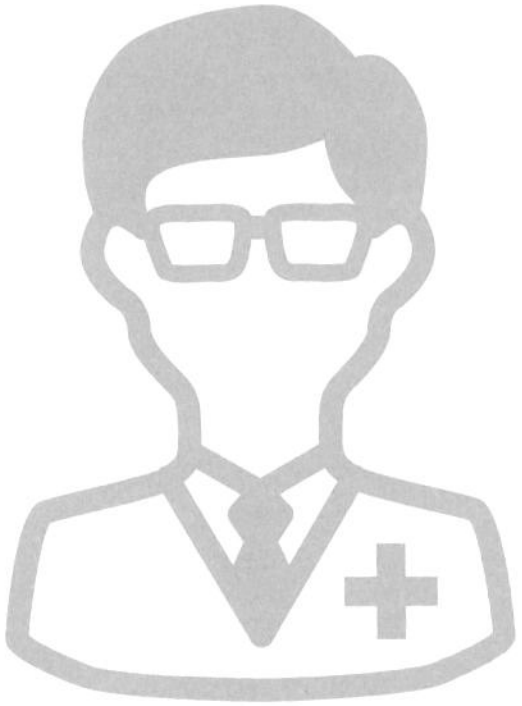

その他の症状

馬尾型の人で排尿・排便障害が起きている場合、多数の神経で圧迫が起きているため、手術後も排尿・排便障害が残ることがあります。

背筋や腹筋の衰えが原因で起こる症状の改善は期待できないでしょう。こういった症状を改善するには、背筋や腹筋の運動療法が必要になります。

痛みやしびれが脊柱管狭窄症ではなく、足の動脈硬化（閉塞性動脈硬化症やバージャー症など）が原因で起こっている場合、しびれの改善には原因となる病気の治療が必要です。

取れなかった症状にとらわれすぎるのではなく、改善した症状のほうに目を向けて、前向きに捉えることも大切です。

参考文献

●『別冊NHK きょうの健康 シニアの脊柱管狭窄症 痛みと不安を解消する！』（NHK出版）

●『脊柱管狭窄症 腰の名医20人が教える最高の治し方大全』（文響社）

●『脊柱管狭窄症 自力で克服！ 腰の名医が教える最新1分体操大全』（文響社）

●『腰痛は歩いて治す からだを動かしたくなる整形外科』（講談社現代新書）：谷川浩隆

●『腰の激痛 椎間板ヘルニア・ギックリ腰・すべり症・分離症・圧迫骨折 腰と脊椎の名医が教える最高の治し方大全』（文響社）

●『明解！あなたの処方箋 最新版 本気で治したい人の腰痛』（学研プラス）：菊地臣一（監修）

●『腰痛をめぐる常識の嘘』（金原出版）：菊地臣一

●『続・腰痛をめぐる常識のウソ』（金原出版）：菊地臣一

●『腰痛』第1、2版（医学書院）：菊地臣一

図《ず》解《かい》だからわかる

脊《せき》柱《ちゅう》管《かん》狭《きょう》窄《さく》症《しょう》の本《ほん》

2021年11月15日　初版第1刷発行

著者	菊《きく》地《ち》臣《しん》一《いち》
発行者	笹田大治
発行所	株式会社興陽館
	〒113-0024 東京都文京区西片 1-17-8 KSビル
	TEL 03-5840-7820　FAX 03-5840-7954
	URL　https://www.koyokan.co.jp

構成・編集協力	宇津木聡史
ブックデザイン	喜來詩織(エントツ)
図作成	有限会社天龍社
イラスト	本山浩子
校正	結城靖博
編集補助	伊藤桂+飯島和歌子+久木田理奈子
編集人	本田道生

印刷	惠友印刷株式会社
DTP	有限会社天龍社
製本	ナショナル製本協同組合

ISBN978-4-87723-282-5 C2077